第三届"天堰挑战杯"全国高等医学院校大学生中医药创意设计竞赛二等奖
广东省"科协基层科普行动计划支持项目"

图说 伤寒论

第2版

主　编　李赛美　林勇凯

副主编　孙　赫　曾宇宁

编　　委（以姓氏笔画为序）

麦满欣　吴煜昊　辛　榕　赵艺涵

钱嘉怡　黄宇新　黄俊廷　梁桂洪

曾宇宁　詹雅薇　蔡纯燕

绘画人员　林泽锴　李雨柯　陈梓晴

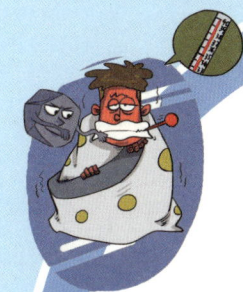

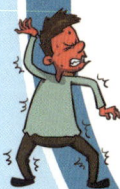

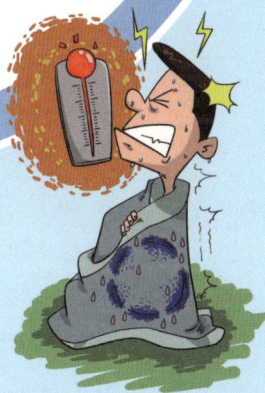

人民卫生出版社

·北京·

序

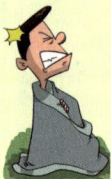

自 2014 年《图说伤寒论》首次与读者见面以来，已经过去十个春秋。首版图书出版后在市场引起了很大反响，开创了漫画解读中医经典的新模式，很快售罄。而后，许多读者联系了我们团队咨询书的再版情况。经典之书，常读常新。这 10 年间，我与学生们的教与学之旅，也见证了《伤寒论》的深入解读与不断更新。在广州中医药大学百年华诞和广州中医药大学第一附属医院建院 60 周年的特殊时刻，编写团队提议对《图说伤寒论》进行修订与精进，以此作为献礼。

《图说伤寒论》自问世以来，便以其独特的图解方式，与漫画融合，赢得了广大读者的喜爱与好评。该书的编纂过程，实则是中医经典文化传承与创新的一次探索。它采用了图文并茂的方式，将古典文献与现代视觉艺术完美结合，使得古老的医学经典更为生动、直观。这种创新表达方式不仅有助于读者理解，也使得《伤寒论》的传播更为广泛，更符合现代人的阅读习惯。它不仅突破了中医传统"只可意会，不可言传"的局限，更让《伤寒论》的阅读变得更为丰富、有趣和易于理解。该书的出版，对推广经方、仲景学术以及中医文化，产生了积极的推动作用。

此次再版，编写团队在原有基础上进行了更为细致的修改。队长林勇凯博士毕业后也加入到我们的中医临床经典研究所大

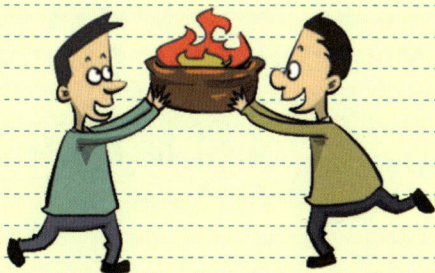

团队里，再次带领新生力量，从条文、漫画到理解层面，都进行了深入探讨与完善。他们力求使这本书以更为严谨的面貌出现在大众视野中，为中医药文化的传承与创新增添新的色彩。

作为中医教育工作者，我们深知《伤寒论》的重要性。它不仅是一部伴随临床医师一生的好书，更是中医瑰宝、中医经典的代表。而《图说伤寒论》对于初学者来说更有助于理解条文方证特点及条文内涵。

我本人在中医经典教育领域多年，曾主编多本《伤寒论》相关教材，从不同角度对这部经典进行解读。然而，如何让中医瑰宝更具可读性、趣味性，真正走下神坛，成为大众乃至海外人士的中医启蒙读物，仍是我们不断探索与思考的课题。这也是当今中医经典教育工作者的职责与使命。

值此特殊时刻，我们向所有为中医药文化传承与创新作出贡献的前辈和同仁表示最深的敬意。同时，我们期待再版《图说伤寒论》能为中医药文化的传承与发展贡献力量。

最后，祝愿《图说伤寒论》第 2 版顺利出版发行，为更多读者带来知识与启迪！

李赛美

2024 年 11 月于广州

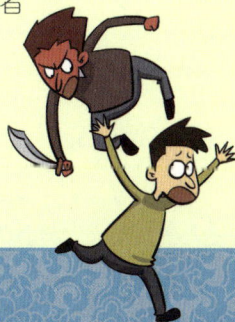

| 1 版序 |

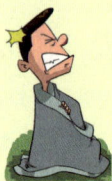

在我的身边活跃着一个这样的学生群体:他们大三,平均年龄不到 22 岁,如早上八九点钟的太阳,朝气蓬勃,蒸蒸日上;他们带着梦想与激情,充满智慧与活力,热爱中医、描绘中医,在大学校园展翅翱翔;召之即来、来之能战、战之必胜,勇于挑战,在中医技能比赛场上,在全国大学生"挑战杯"比赛现场,均见到他们矫健的身影。他们就是本书的编写团队——来自广州中医药大学的中医学子,曾获奖无数!

他们从全新的角度,用自己的理解,将中医概念定格为一幅幅动漫图画,活泼夸张、充满好奇与趣味。色彩中医,始于大二学习《伤寒论》时的兴趣。学习中萌发了彩绘方证对比的想法,当时学生团队队长林勇凯与我商量,并邀请我做指导。我十分兴奋!难得当代大学生们对《伤寒论》如此热爱!当即答应并付诸实施。在本作品参赛获奖后,我们着手重新规划编写思路,使内容更加系统完善,希望将此书作为学习《伤寒论》的补充教材。精选重点方证,从案例入手,同时进行相关方证比较。

是书突破了中医"只可意会,不可言传"之桎梏,与时代同步,融入新的科学与技术元素,反映了当代大学生的创新与进取精神。除作为《伤寒论》补充读本外,尤其使阅读理解更丰富,更具趣味性和可读性,对推广经方、推广《伤寒论》和仲景学术,必将

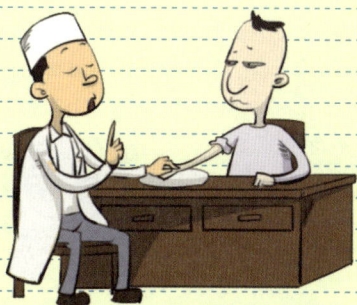

产生积极影响。

　　本人担任了首轮全国高等中医药院校研究生规划教材《伤寒论理论与实践》、卫生部"十二五"全国高等中医药教育教材《伤寒论讲义》第2版，"十二五"中医、中西医结合住院医师规范化培训教材《中医临床经典概要》，以及案例版《伤寒论》主编。不同层次、不同方式对《伤寒论》进行解读，让人十分感慨，《伤寒论》是一部将伴随临床医师一生的好书！然而如何让中医瑰宝、中医经典更具可读性、趣味性，走下神坛，走向大众，走向娃娃们，甚至走向海外，成为中医启蒙读物，值得探索和思考，也是当今中医教育工作者的一份职责与使命。我们努力之日，也是仲景学术、中医学术推广之时！愿是书开卷有益！

　　谨祝《图说伤寒论》顺利出版发行！

广州中医药大学　李赛美
2014 年 7 月 7 日于广州三元里

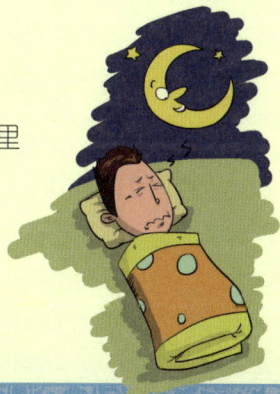

| 1版前言 |

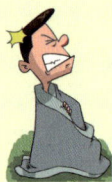

　　《图说伤寒论》是在广州中医药大学伤寒论教研室前期编写的《新伤寒论表解》基础上编写而成的。本书主要分为类证对比、经典案例两大部分，面向广大本、专科中医药院校学生和教师以及所有中医爱好者。本着一切为了中医爱好者和学习者更好地学习经典知识及相关学科教师更好地传授《伤寒论》知识的原则，本书可作为伤寒论教材的学习补充，也可面向大众，作为伤寒论科普读物。

　　本书以《新伤寒论表解》及《伤寒论讲义》为中心，在方证表格对比的基础上增加相关方证的彩色漫画图解，将每个方证的内容采用生动形象而稍显夸张的人物表情及逼真的道具、环境漫画等形式表现出来；以简洁明了、重点突出为主要原则，通过视觉效果更好地刺激学习者大脑记忆，使原本深奥的经典内容更通俗易懂，令学习者易于掌握。全书分上下两篇。上篇为图说类证对比，分为二十四节，包括中风证、伤寒证、温病证等，采用表格与漫画图像结合的形式表述。下篇为图说经典案例，分为十六节，所选病案均为经典案例，以《经方实验录》中案例为主，采用图文参照说明案例的应用方法。全书约2万字、80幅图。

　　在本书的编写过程中，李赛美教授进行全程跟进与严格把

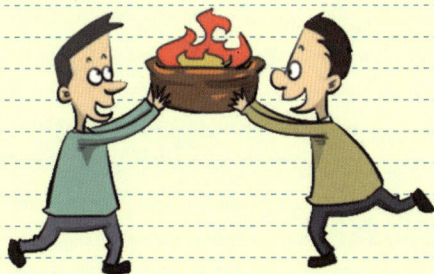

关,保证了编写质量。同时,广州中医药大学伤寒论教研室和各参编人员给予了大力支持,在此致以深深的谢意!书中错漏之处,恳请广大读者提出宝贵意见,以便后期进一步修改。

编者
2014 年 7 月

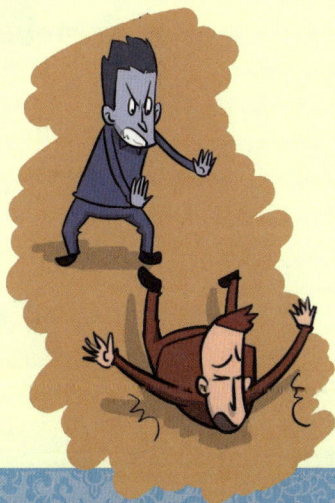

| 引读 |

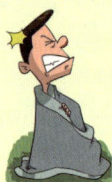

　　《图说伤寒论》以漫画的表现形式,取材广泛,以独特艺术特征集合了夸张、直观、形象、生动等特点,令人印象深刻。图中增加人物背景情节和虚拟角色,使医学抽象概念形象化,提高了可读性与趣味性。而漫画终究不同于现实情况,为提高精准性和方便读者阅读,故特作以下说明:

1. 以颜色不同表达寒热性质,如红色代表热 ,蓝色

代表寒 ,以颜色深浅表程度。

2. 以温度计示发热,如根据临床经验,太阳中风证温度计

读数 (约 38℃)较太阳伤寒证(约 40℃) 低,

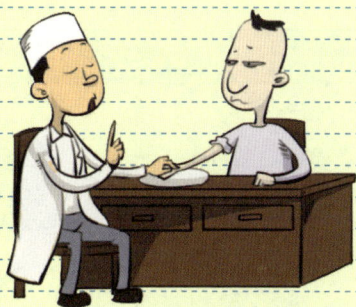

具体度数仅为表达程度而言，仅供参考，以帮助理解。

3. 星级代表疼痛的程度，如二星级 代表一般程度的痛，四星级 代表非常痛。

4. 脏腑角色说明：为方便理解而设一定形象的脏腑，如 并非精准中医学相关脏腑，仅供参考。

5. 特殊症状局部说明。

症状	代表图	症状	代表图
恶寒		恶风	
项背拘急		小便不利	
便秘		四肢厥逆	
四肢沉重		发狂	
烦躁		下利	
里虚		痰与热结	
寒热错杂		呕吐	

图说
伤寒论 ● 引读

6. 增加虚拟角色。

名称	代表图	名称	代表图
邪气		正气	
寒（冰）		湿	
卫气（城墙）		气	
水饮		火（热）	
		痰	

目录

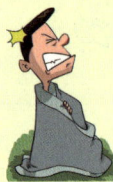

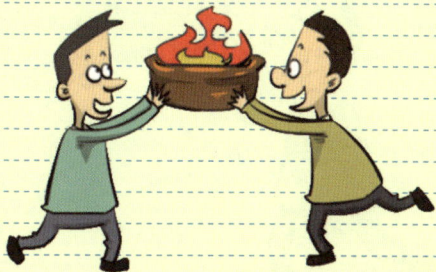

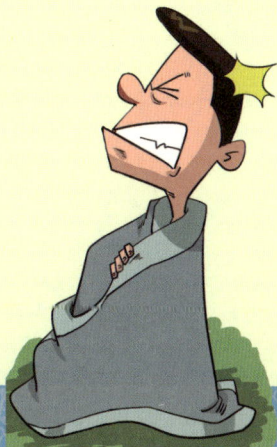

13

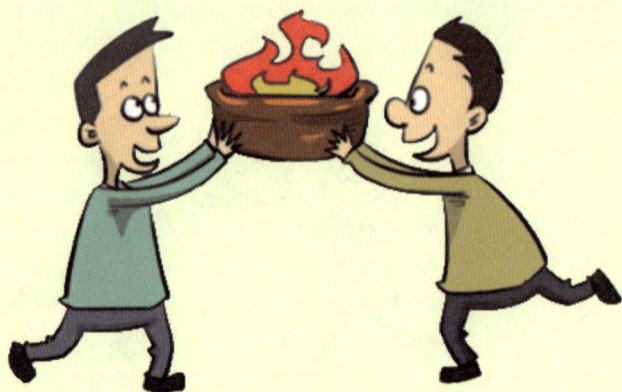

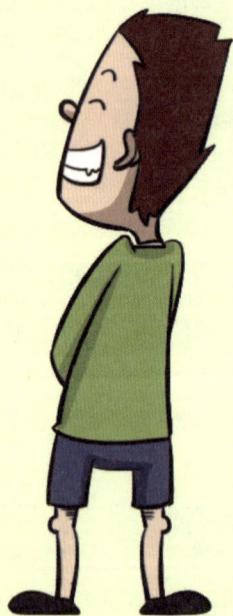

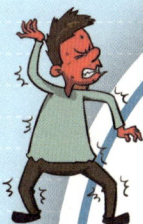

上篇

图说类证对比

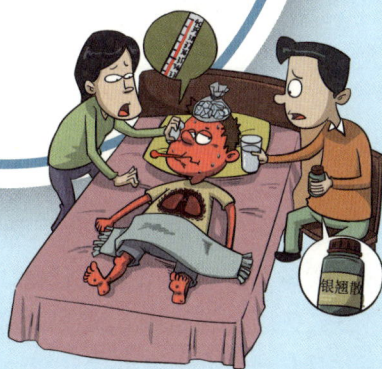

证型	病机		主证	治则	方药	鉴别要点	原文
太阳中风证	风寒袭表,营卫失调	卫外不固,营阴外泄	头痛发热,恶风寒,脉浮	汗出,恶风或者鼻鸣,干呕,脉浮缓	辛温解表	解肌祛风,调和营卫	桂枝汤	汗出,脉浮缓	12、13
太阳伤寒证		卫阳被遏,营阴郁滞		身痛腰痛,骨节疼痛,恶寒,无汗而喘,脉浮紧		发汗解表,宣肺定喘	麻黄汤	无汗,脉浮紧	35
温病证	温热之邪,侵袭肺卫		发热,口渴,不恶寒(初起有微恶寒,但为时短暂)	辛凉解表	银翘散	发热,口渴,不恶寒,脉浮数	6

太阳中风证

12. 太阳中风,阳浮而阴弱,阳浮者,热自发,阴弱者,汗自出,几几恶寒,淅淅恶风,翕翕发热,鼻鸣干呕者,桂枝汤主之。

13. 太阳病,头痛,发热,汗出,恶风,桂枝汤主之。

太阳伤寒证

35. 太阳病,头痛,发热,身疼,腰痛,骨节疼痛,恶风,无汗而喘者,麻黄汤主之。

温病证

6. 太阳病,发热而渴,不恶寒者为温病。若发汗已,身灼热者,名风温。风温为病,脉阴阳俱浮,自汗出,身重,多眠睡,鼻息必鼾,语言难出。若被下者,小便不利,直视失溲;若被火者,微发黄色,剧则如惊痫,时瘛疭,若火熏之,一逆尚引日,再逆促命期。

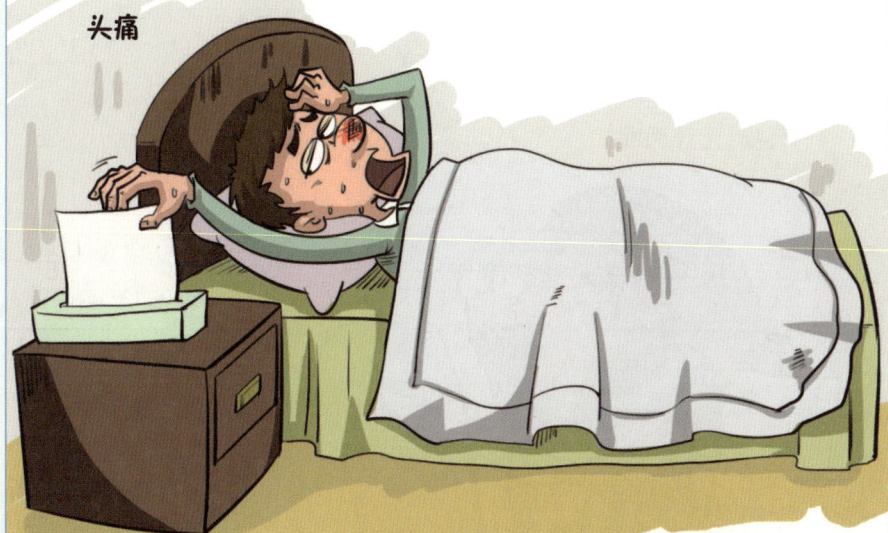

太阳中风证

头疼,发热,鼻鸣
干呕,汗出,恶风

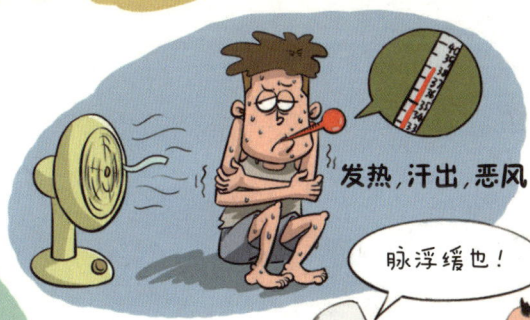

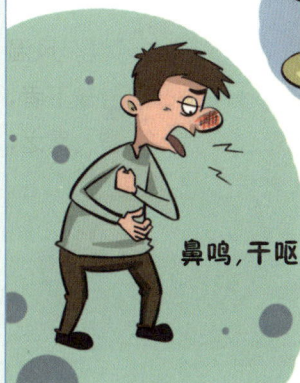

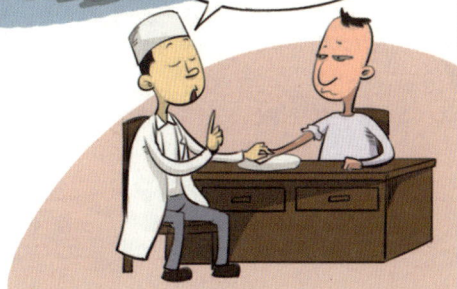

头痛, 无汗而喘

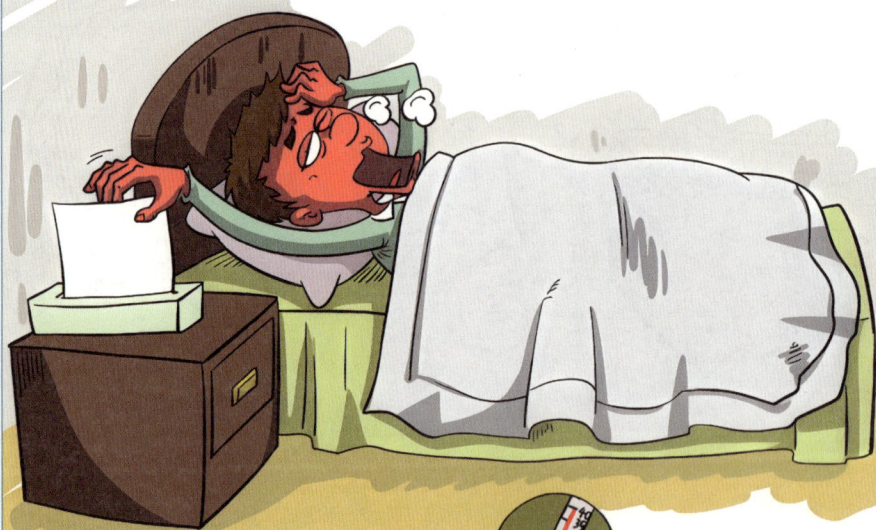

骨节疼痛

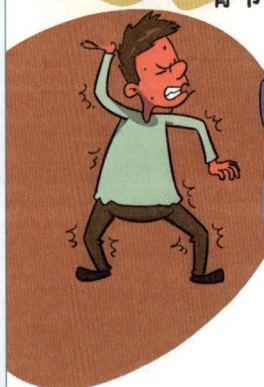

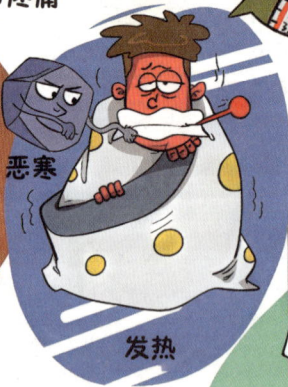

恶寒

发热

脉浮紧也!

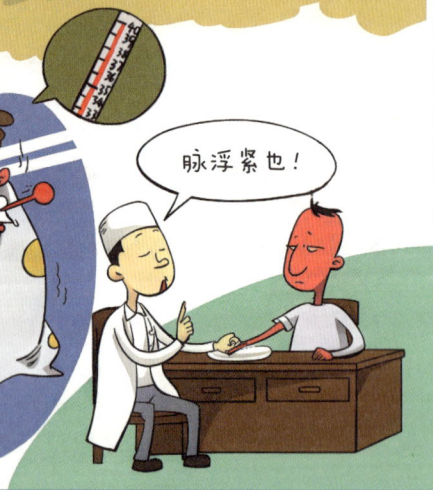

温热之邪,侵袭肺卫

发热,不恶寒

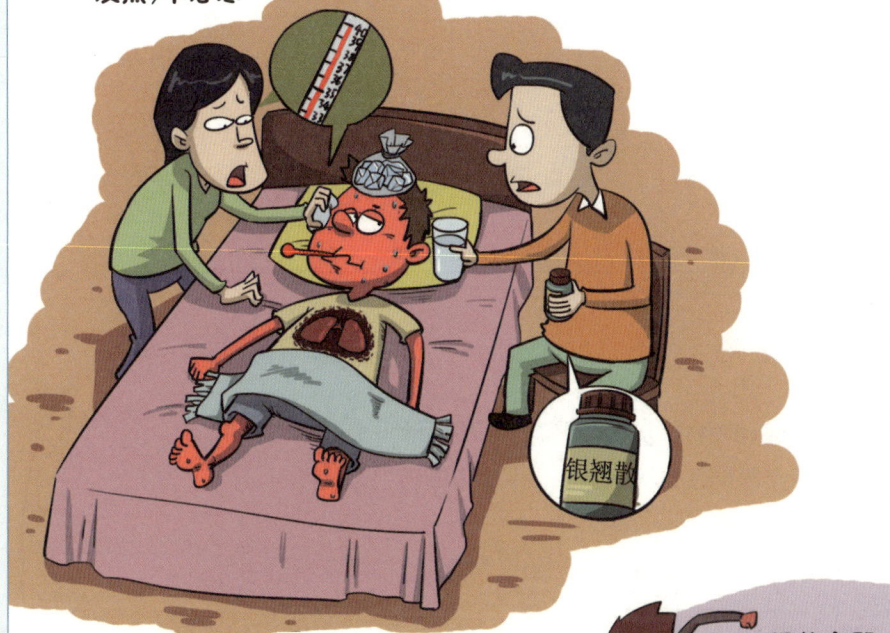

温热之邪,
侵袭肺卫

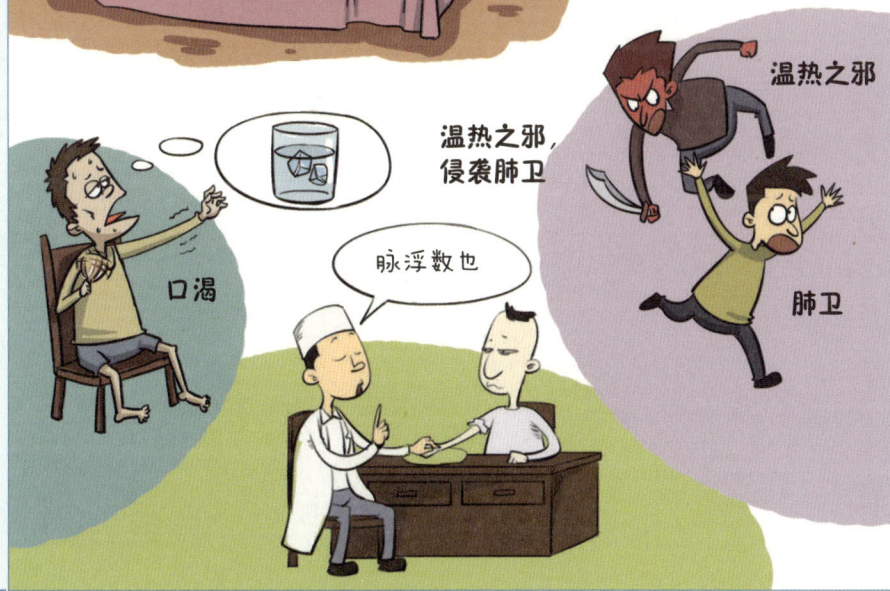

二、桂枝加葛根汤与葛根汤证

证型	病机		主证		治则		方药		鉴别要点	原文
桂枝加葛根汤证	邪入太阳经输，经气不利	卫外不固，营阴外泄		头痛，恶寒，发热，自汗出		解肌祛风	桂枝汤	加葛根	表虚有汗	14
葛根汤证		卫阳被遏，营阴郁滞	项背强直	头痛，恶寒，发热，无汗	解表，升津液，舒经脉	辛温发汗		加葛根、麻黄	表实无汗	31、32

葛根汤证

31. 太阳病，项背强几几，无汗恶风，葛根汤主之。

32. 太阳与阳明合病者，必自下利。葛根汤主之。

桂枝加葛根汤证

14. 太阳病，项背强几几，反汗出恶风者，桂枝加葛根汤主之。

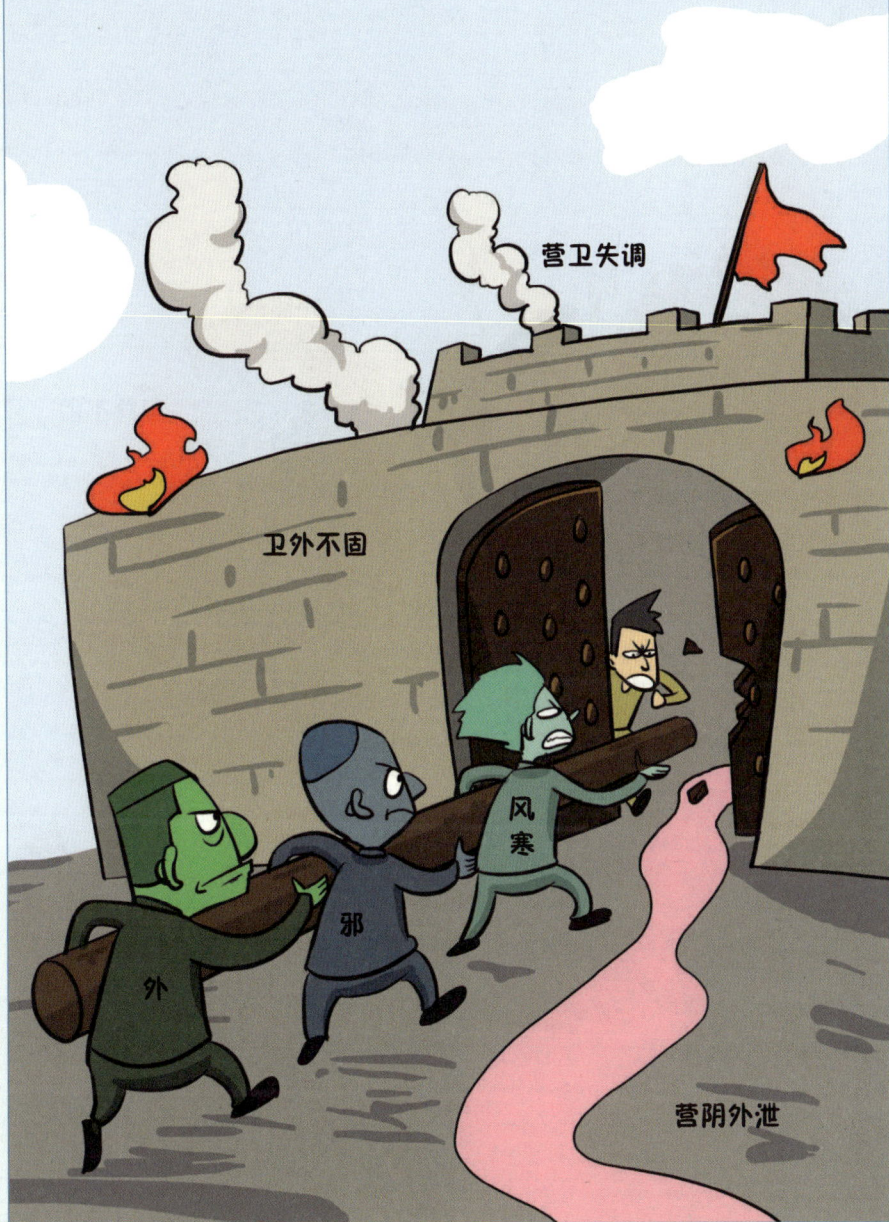

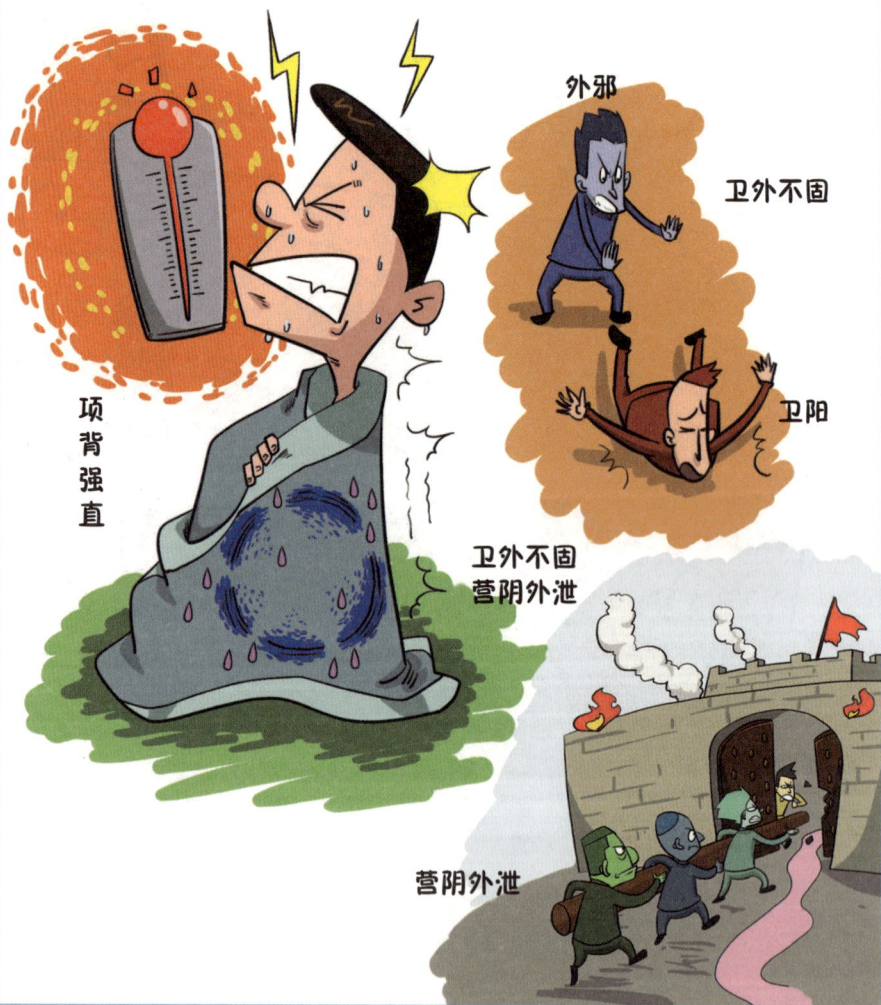

桂枝加葛根汤证

头痛，恶寒，发热，自汗出

外邪

卫外不固

卫阳

项背强直

卫外不固
营阴外泄

营阴外泄

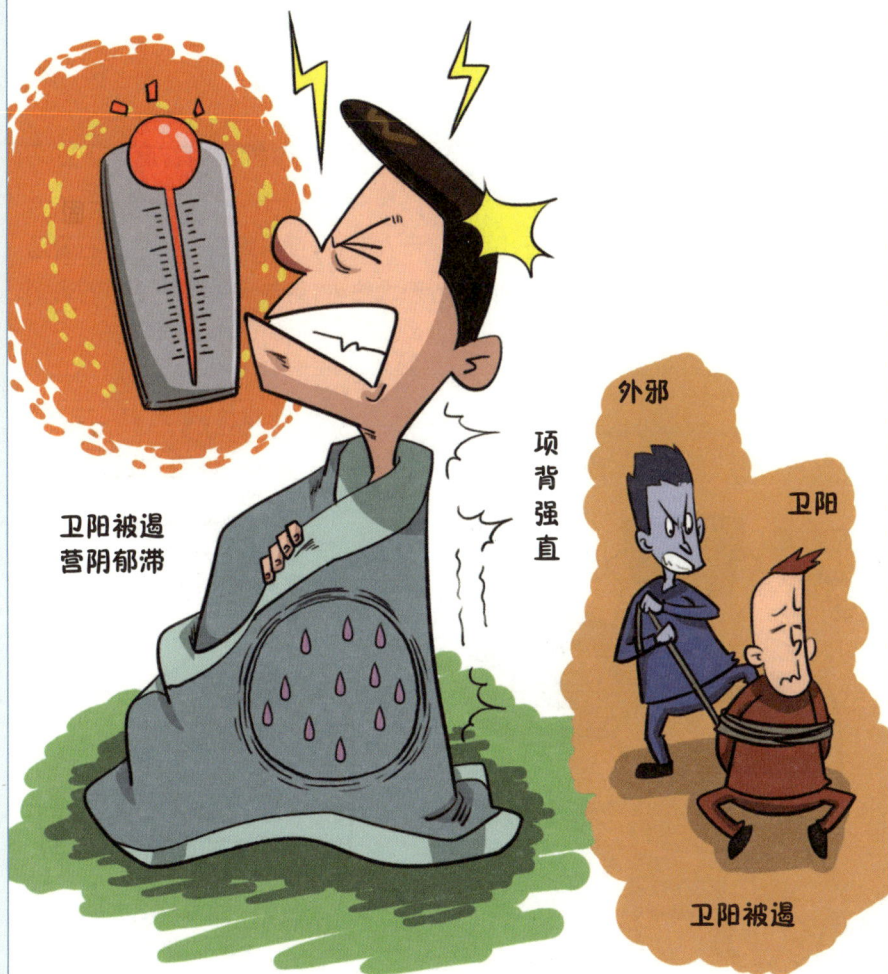

葛根汤证

头痛，恶寒，发热，无汗

卫阳被遏
营阴郁滞

项背强直

外邪

卫阳

卫阳被遏

证型	病机	主证		治则	方药		鉴别要点	原文
麻黄汤证	风寒束表，肺气不宣	喘	喘而胸满，伴表实诸证，表证为主	发汗解表，宣肺平喘	麻黄、杏仁、甘草	桂枝	表、寒证，恶寒无汗而喘	35
麻杏甘石汤证	邪热壅肺，肺失清肃		喘满发热，汗出，口渴	清热宣肺，降气定喘		石膏	里、热证，发热汗出而喘	63、162

麻黄汤证

35. 太阳病，头痛发热，身疼腰痛，骨节疼痛，恶风，无汗而喘者，麻黄汤主之。

麻杏甘石汤证

63. 发汗后，不可更行桂枝汤，汗出而喘，无大热者，可与麻黄杏仁甘草石膏汤。

162. 下后，不可更行桂枝汤，若汗出而喘，无大热者，可与麻黄杏子甘草石膏汤。

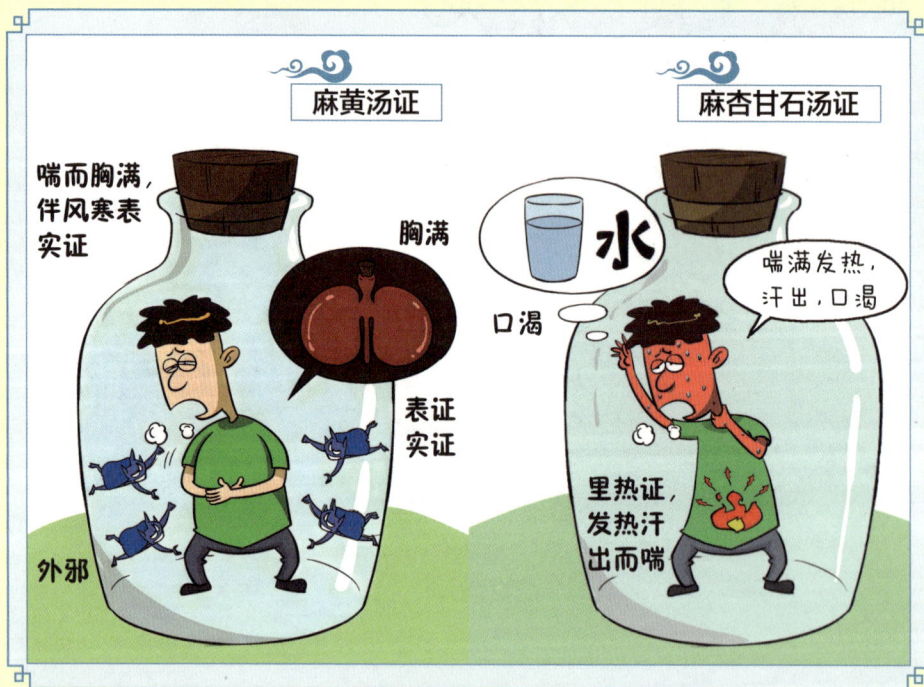

四、大青龙汤证与小青龙汤证

证型	病机		主证		治则		方药	鉴别要点	原文
大青龙汤证	外感风寒	里有郁热	发热恶寒，头痛，无汗，脉浮	不汗出而烦躁	外散风寒	内清里热	麻黄、桂枝、甘草	杏仁、生姜、大枣、石膏	风寒外束，热郁于里，表证为主	38、39
小青龙汤证		内停水饮		干呕，咳而微喘		内除水饮		芍药、干姜、五味子、半夏、细辛	风寒外束，饮伏于内，里证为主	40、41

大青龙汤证

38. 太阳中风，脉浮紧，发热恶寒，身疼痛，不汗出而烦躁者，大青龙汤主之。若脉微弱，汗出恶风者，不可服之，服之则厥逆，筋惕肉𣊑，此为逆也。

39. 伤寒脉浮缓，身不疼，但重，乍有轻时，无少阴证者，大青龙汤发之。

小青龙汤证

40. 伤寒表不解，心下有水气，干呕发热而咳，或渴，或利，或噎，或小便不利、少腹满，或喘者，小青龙汤主之。

41. 伤寒，心下有水气，咳而微喘，发热不渴。服汤已，渴者，此寒去欲解也。小青龙汤主之。

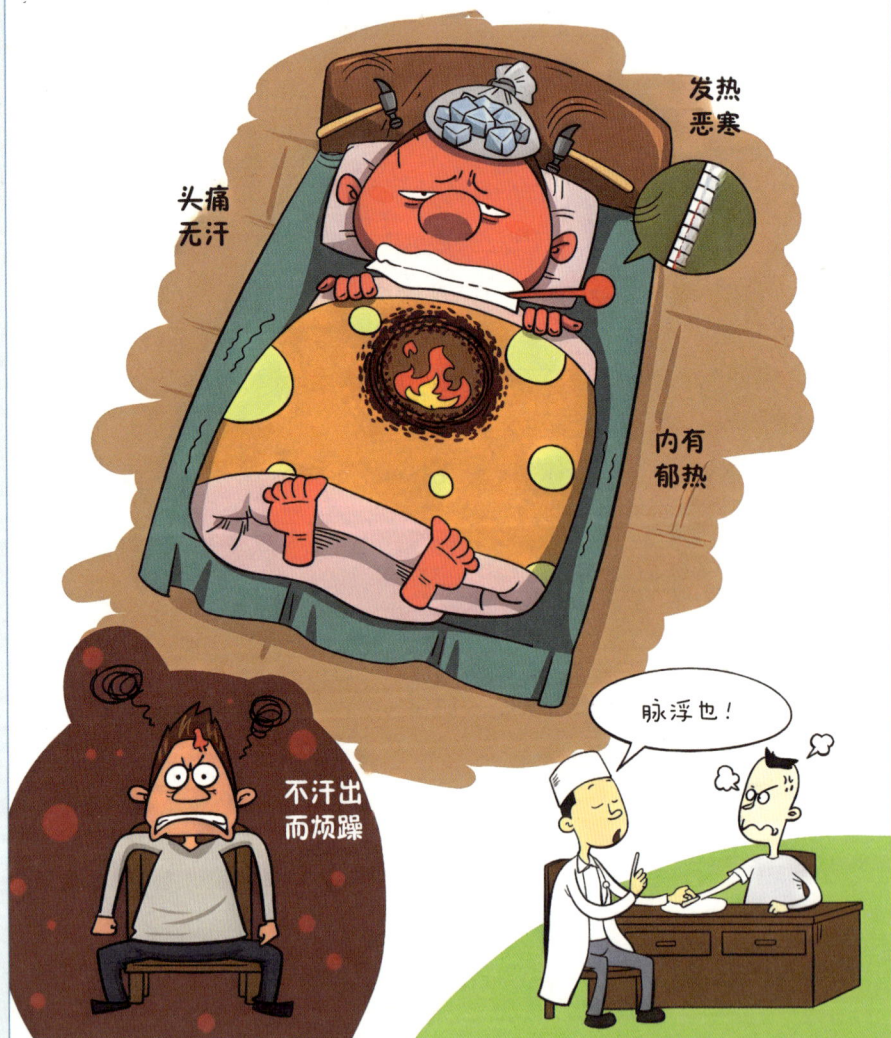

小青龙汤证

头痛无汗，发热恶寒，内停水饮

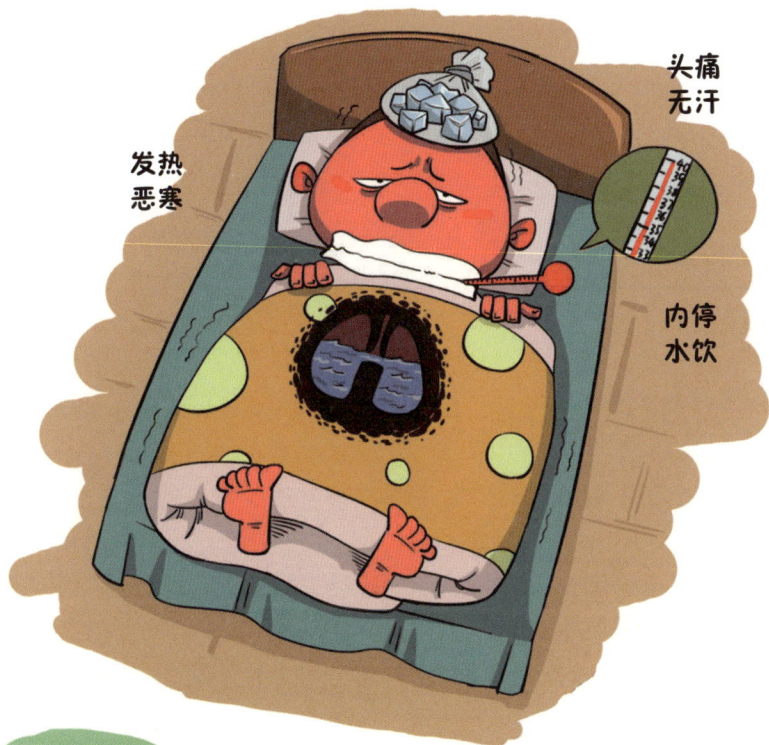

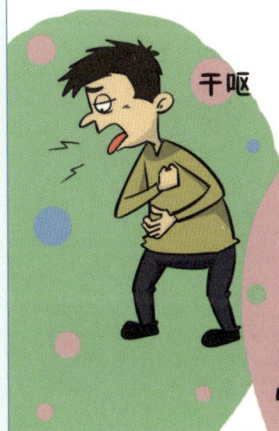

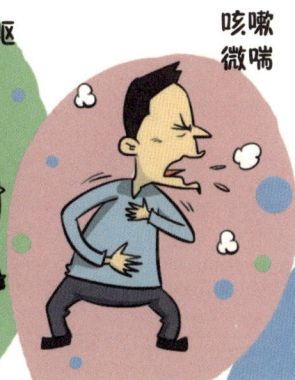

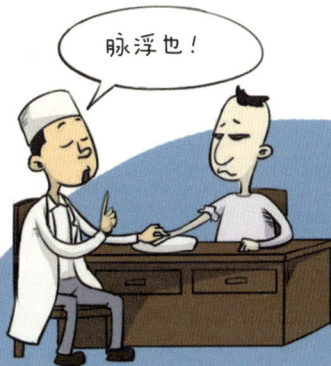

头痛
无汗

发热
恶寒

内停
水饮

干呕

咳嗽
微喘

脉浮也！

五、桂枝加厚朴杏子汤证与小青龙汤证

证型	病机		主证		治则		方药		鉴别要点	原文
桂枝加厚朴杏子汤证	风寒束表，肺气不利	外寒引动宿疾	喘，恶寒，发热	汗出，脉浮缓	外散风寒	降气平喘	桂枝、芍药、甘草	杏仁、生姜、大枣、厚朴	表虚兼喘	18、43
小青龙汤证		外寒引动内饮		无汗，咳喘并见，干呕		内除水饮		麻黄、干姜、五味子、半夏、细辛	表实兼咳，喘，呕	40、41

桂枝加厚朴杏子汤证

18. 喘家，作桂枝汤，加厚朴杏子佳。

43. 太阳病，下之微喘者，表未解故也，桂枝加厚朴杏子汤主之。

小青龙汤证

40. 伤寒表不解，心下有水气，干呕发热而咳，或渴，或利，或噎，或小便不利、少腹满，或喘者，小青龙汤主之。

41. 伤寒，心下有水气，咳而微喘，发热不渴。服汤已渴者，此寒去欲解也。小青龙汤主之。

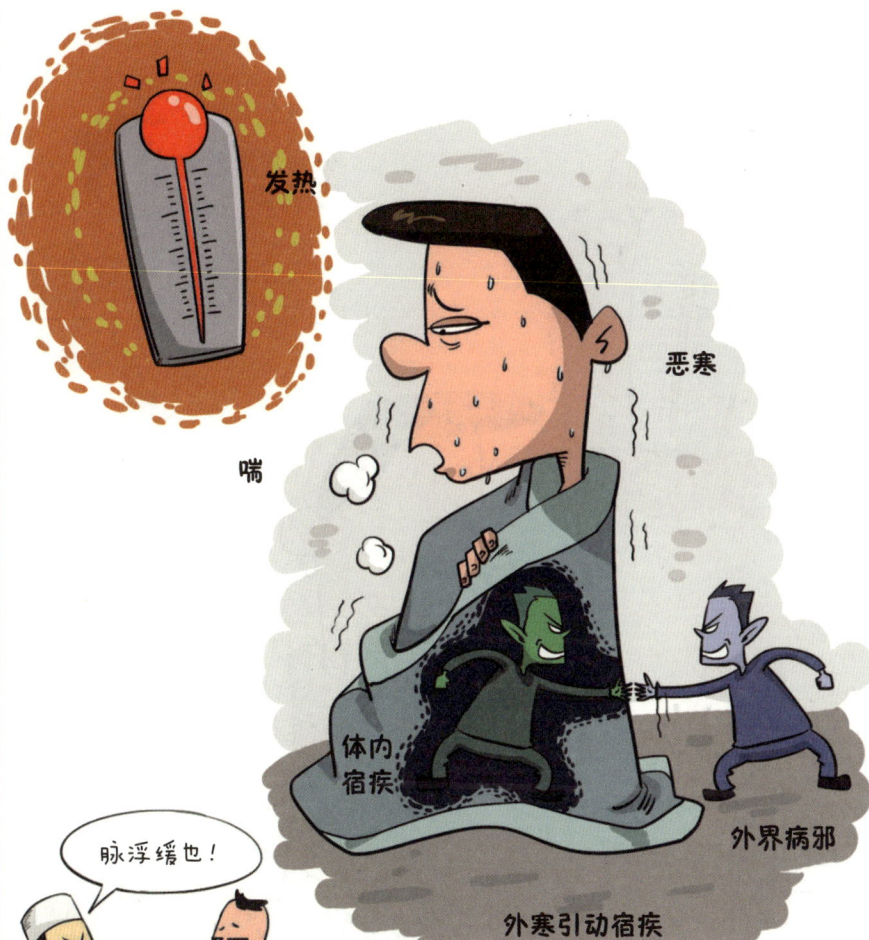

桂枝加厚朴杏子汤证

恶寒,发热,喘,外邪引动体内宿疾

发热

恶寒

喘

体内宿疾

外界病邪

外寒引动宿疾

脉浮缓也!

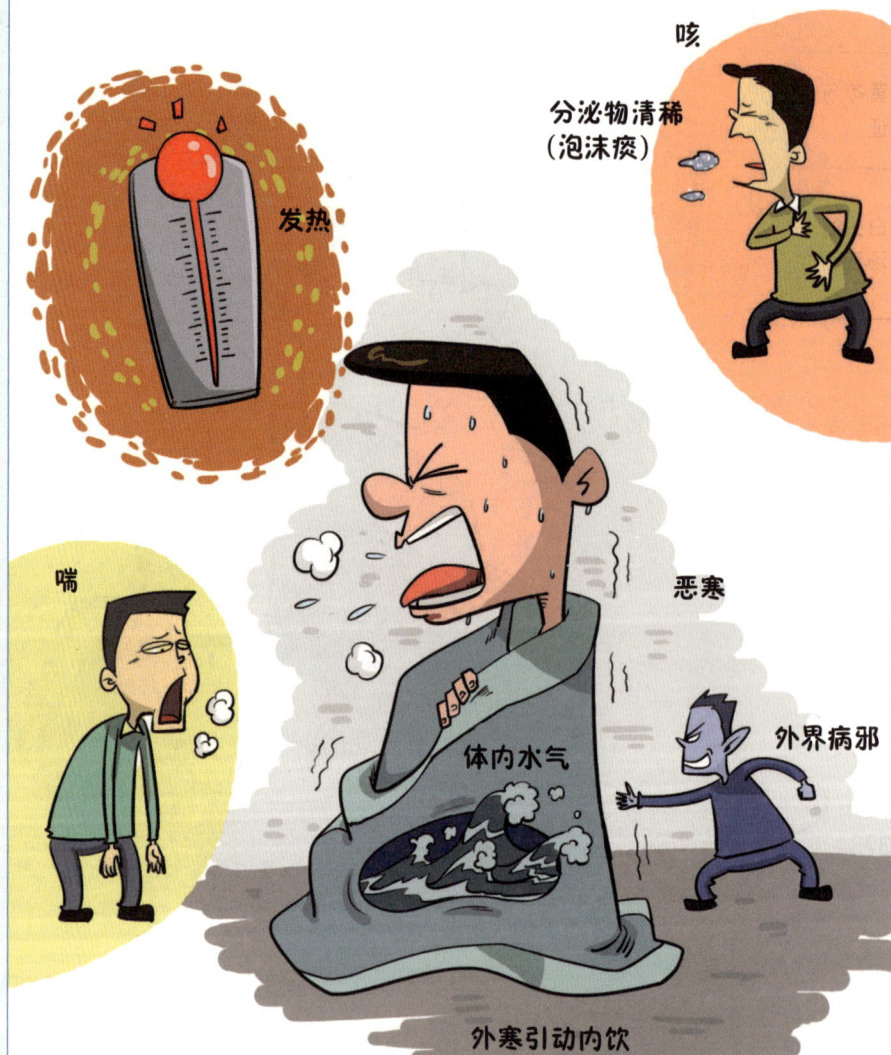

小青龙汤证

喘,恶寒,发热,咳喘并见,干呕,
外界来的病邪引动体内水气

咳

分泌物清稀
(泡沫痰)

发热

喘

恶寒

体内水气

外界病邪

外寒引动内饮

证型	病机		主证		治则	方药	鉴别要点	原文
葛根芩连汤证	热迫大肠	里热气逆	下利,发热,口渴	下利稀水,脉促,喘而汗出	解表升阳	葛根、黄连、黄芩、甘草	太阳阳明下利(重在阳明)以泄泻为主	34
黄芩汤证		胆火下迫		下利黏液样便,腹痛,口苦	清热止利	和阴缓急	白芍、黄芩、甘草、大枣	太阳少阳下利(重在少阳)	172、333
白头翁汤证		肝热内盛,肠络受损		下利脓血,里急后重,腹痛		解毒凉肝	白头翁、黄柏、黄连、秦皮	厥阴下利	371、373

葛根芩连汤证

34. 太阳病,桂枝证,医反下之,利遂不止,脉促者,表未解也;喘而汗出者,葛根黄芩黄连汤主之。

黄芩汤证

172. 太阳与少阳合病,自下利者,与黄芩汤;若呕者,黄芩加半夏生姜汤主之。

333. 伤寒脉迟六七日,而反与黄芩汤彻其热。脉迟为寒,今与黄芩汤,复除其热,腹中应冷,当不能食,今反能食,此名除中,必死。

白头翁汤证

371. 热利下重者,白头翁汤主之。

373. 下利欲饮水者,以有热故也,白头翁汤主之。

葛根芩连汤证

喘而汗出，里热气逆，
下利稀水，脉促

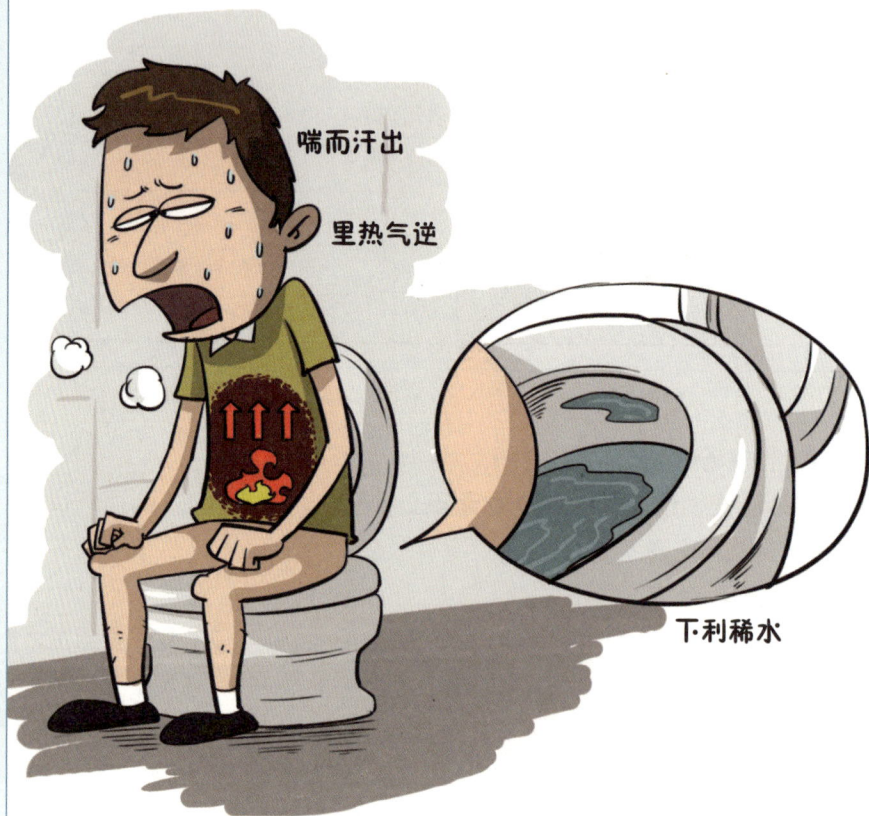

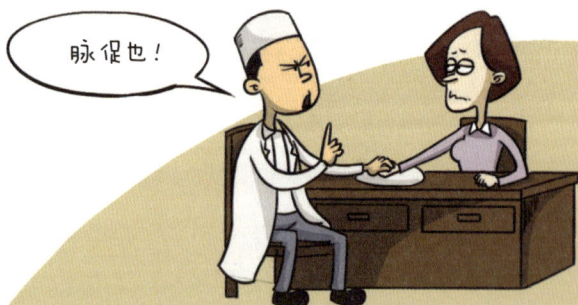

喘而汗出

里热气逆

下利稀水

脉促也！

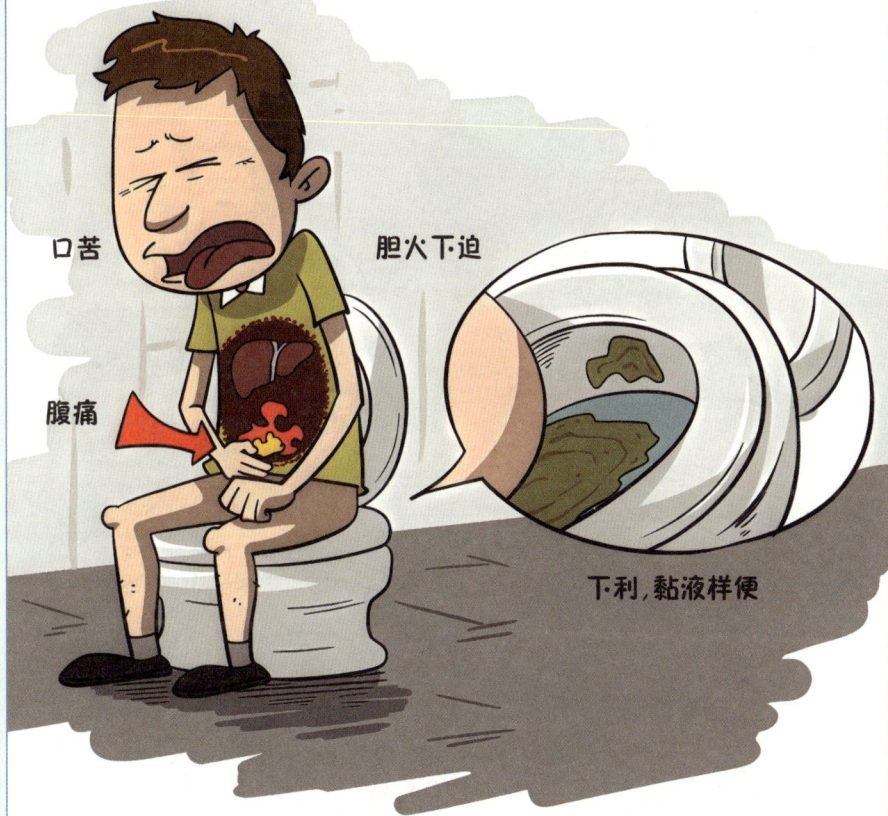

黄芩汤证

口苦, 胆火下迫, 腹痛, 下利, 黏液样便

口苦

胆火下迫

腹痛

下利, 黏液样便

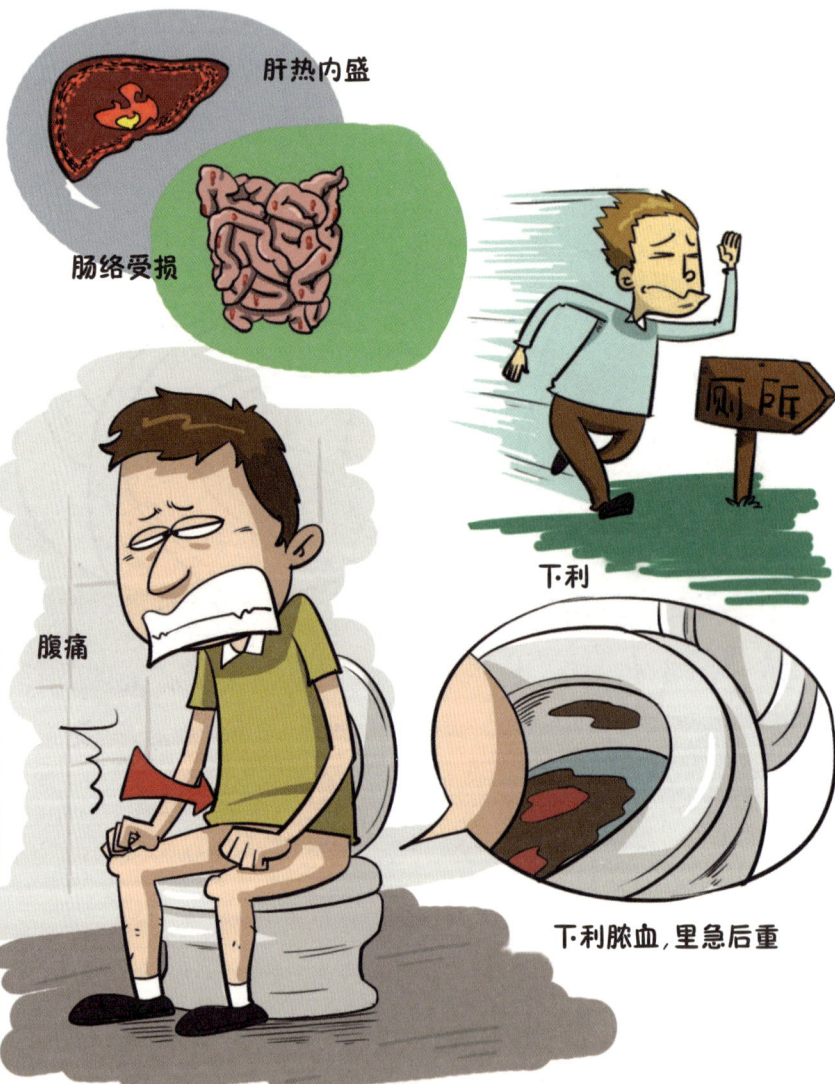

白头翁汤证

腹痛,肝热内盛,肠络受损,
下利脓血,里急后重

肝热内盛

肠络受损

腹痛

下利

下利脓血,里急后重

证型	病机	主证		治则	方药		鉴别要点	原文
干姜附子汤证	虚阳欲脱	烦躁,脉沉微	昼日烦躁不得眠,夜而安静	破阴回阳	急挽元阳	干姜、附子	日烦躁,夜安静,病势较急	61
茯苓四逆汤证	阳虚液竭		烦躁昼夜不分,下利,肢厥,恶寒		益气救阴	茯苓、人参、甘草	烦躁昼夜不分,病势较缓	69

干姜附子汤证

61. 下之后,复发汗,昼日烦躁不得眠,夜而安静,不呕,不渴,无表证,脉沉微身无大热者,干姜附子汤主之。

茯苓四逆汤证

69. 发汗,若下之,病仍不解,烦躁者,茯苓四逆汤主之。

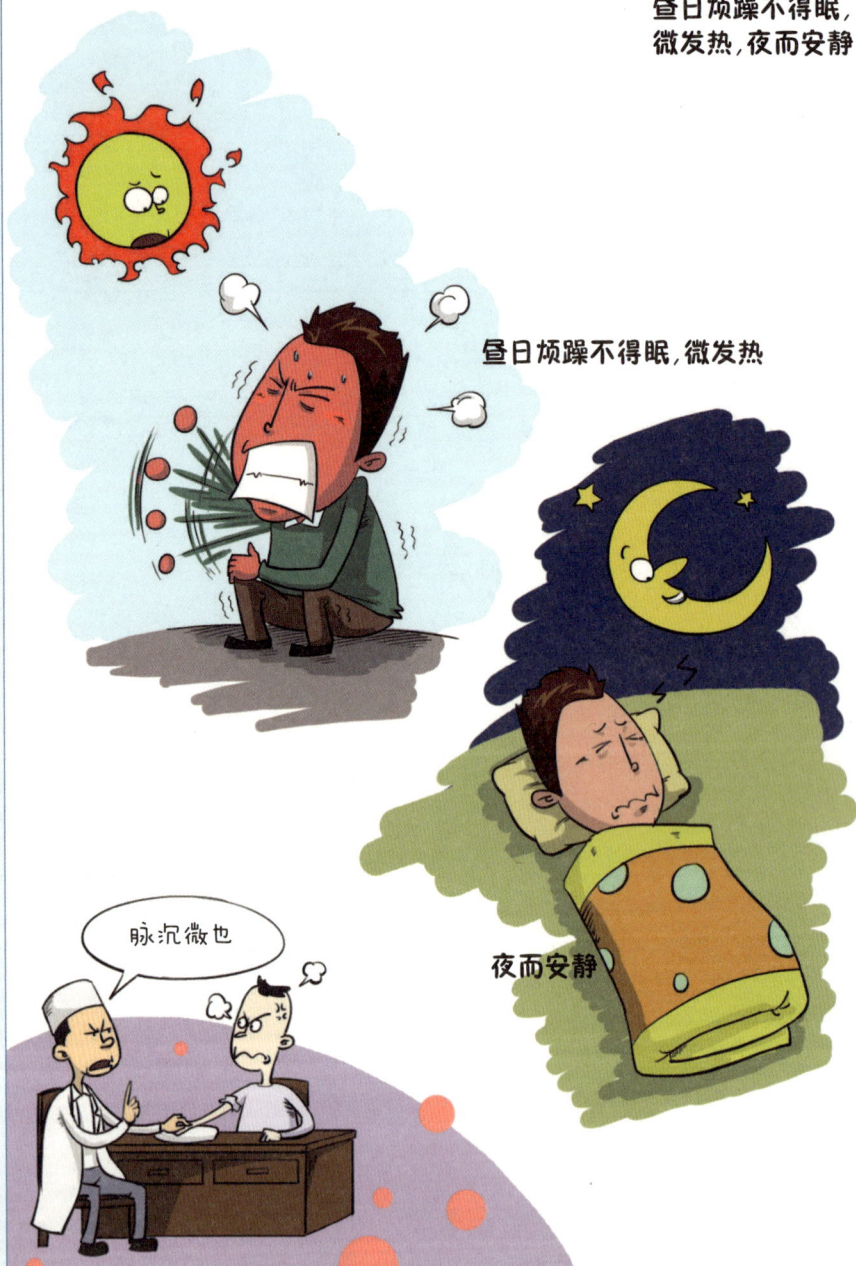

干姜附子汤证

昼日烦躁不得眠，
微发热，夜而安静

昼日烦躁不得眠，微发热

夜而安静

脉沉微也

图说
伤寒论 ● 上篇　图说类证对比

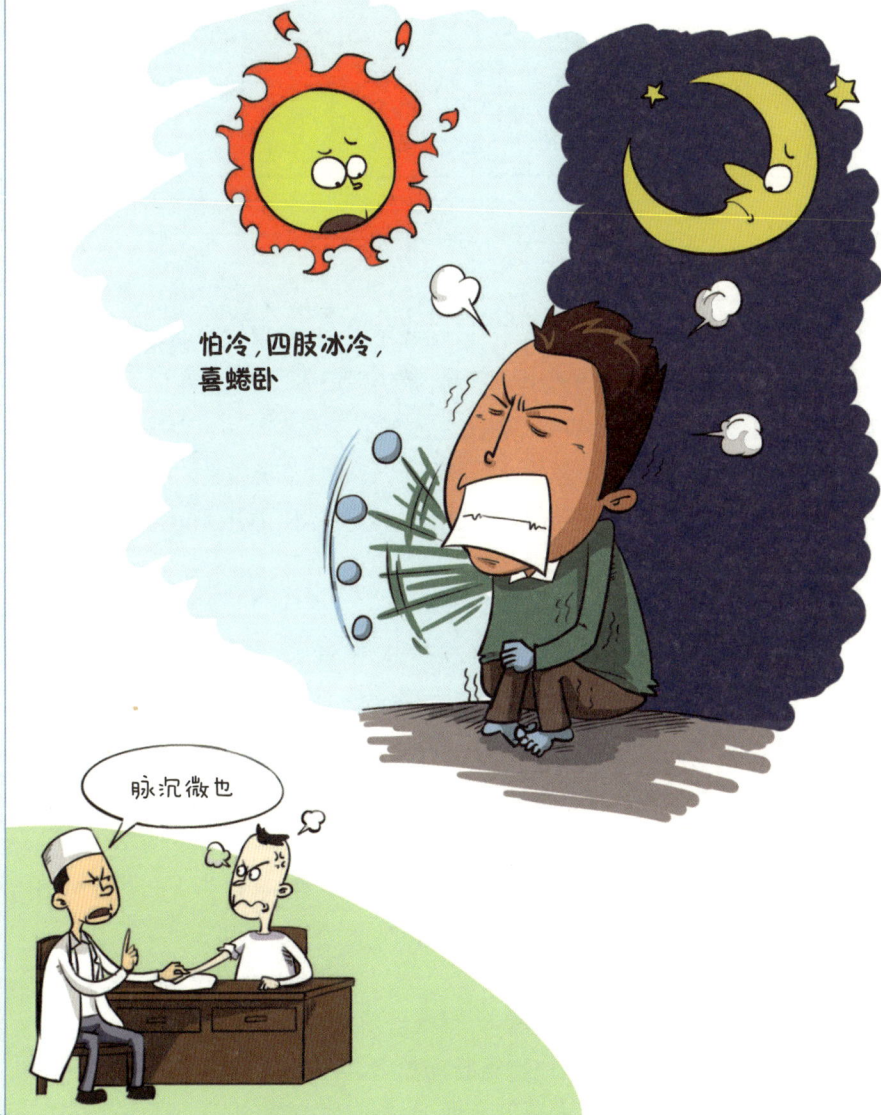

茯苓四逆汤证

烦躁昼夜不分

怕冷,四肢冰冷,
喜蜷卧

脉沉微也

八、蓄水证与蓄血证

证型	病机		主证	治则	方药	鉴别要点	原文
蓄水证	外邪循经入里	邪与水结，膀胱气化失职	小便不利，烦渴，渴欲饮水，甚者水入即吐，脉浮发热	通阳化气利水	五苓散	小便不利，神志正常	71、72、73、74
蓄血证		热与血结于下焦	如狂和发狂，小便自利或身黄，脉沉结	活血化瘀通下	抵当汤	小便自利，神志异常	124、125、126、237、257

（注：主证列"少腹急结"跨蓄水证与蓄血证两行）

蓄水证

71. 太阳病，发汗后，大汗出，胃中干，烦躁不得眠，欲得饮水者，少少与饮之，令胃气和则愈。若脉浮，小便不利，微热消渴者，五苓散主之。

72. 发汗已，脉浮数，烦渴者，五苓散主之。

73. 伤寒汗出而渴者，五苓散主之；不渴者，茯苓甘草汤主之。

74. 中风发热，六七日不解而烦，有表里证，渴欲饮水，水入则吐者，名曰水逆，五苓散主之。

蓄血证

124. 太阳病六七日，表证仍在，脉微而沉，反不结胸，其人发狂者，以热在下焦，少腹当鞕满。小便自利者，下血乃愈。所以然者，以太阳随经，瘀热在里故也，抵当汤主之。

125. 太阳病身黄，脉沉结，少腹鞕，小便不利者，为无血也。小便自利，其人如狂者，血证谛也，抵当汤主之。

126. 伤寒有热，少腹满，应小便不利，今反利者，为有血也。当下之，不可余药，宜抵当丸。

237. 阳明证，其人喜忘者，必有蓄血。所以然者，本有久瘀血，故令喜忘。屎虽鞕，大便反易，其色必黑者，宜抵当汤下之。

257. 病人无表里证，发热七八日，虽脉浮数者，可下之。假令已下，脉数不解，合热则消谷喜饥，至六七日不大便者，有瘀血，宜抵当汤。

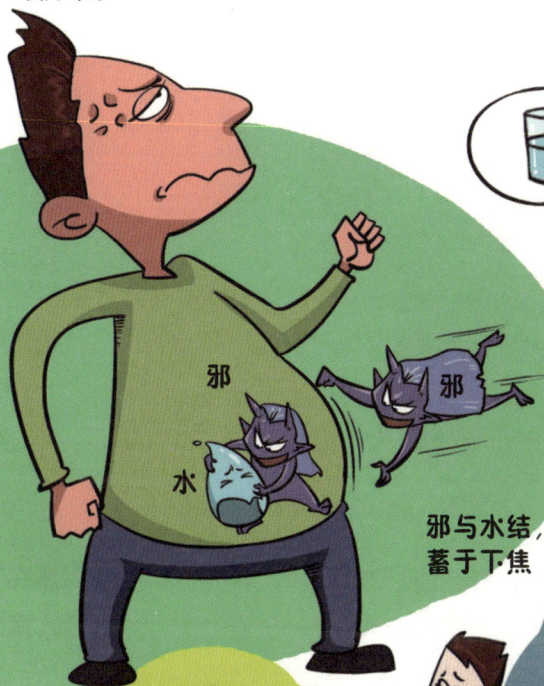

蓄 水 证

烦渴,微发热,渴欲饮水,水入即吐,
小便不利,邪与水结,蓄于下焦,
少腹胀满膀胱气化失职,必苦里急

微发热

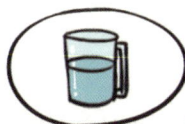

烦渴

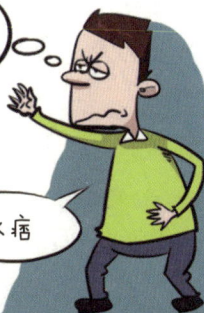

水痞

苦里急

邪

邪

水

邪与水结,
蓄于下焦

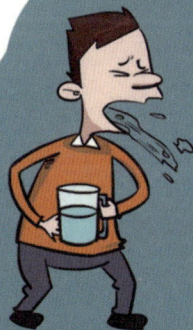

渴欲饮水,水入即吐

膀胱气化失职

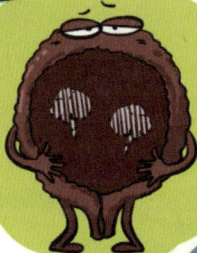

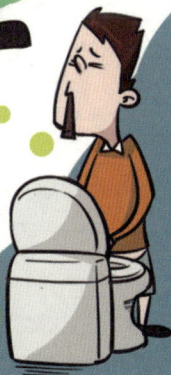

小便不利

25

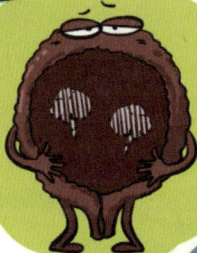

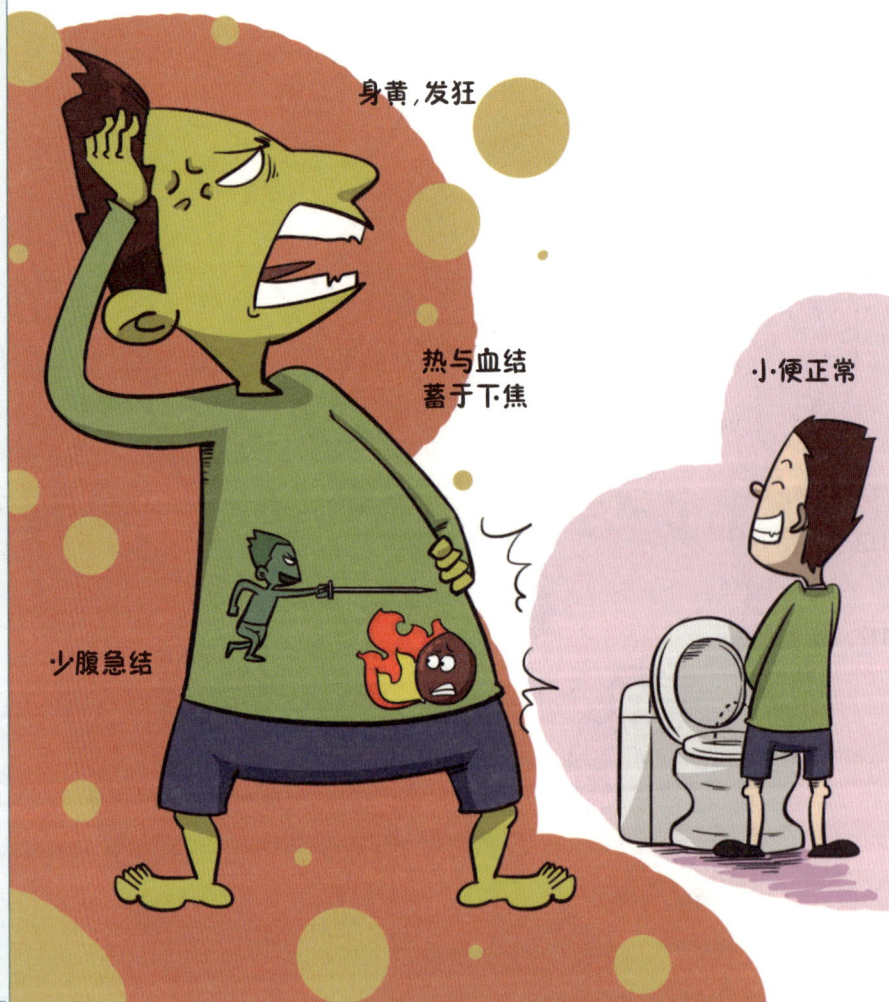

蓄 血 证

身黄，发狂，热与血结蓄于下焦，
少腹急结，小便正常

身黄，发狂

热与血结
蓄于下焦

小便正常

少腹急结

九、桂枝甘草汤证、桂枝去芍药加蜀漆龙骨牡蛎救逆汤证、桂枝甘草龙牡汤证

证型	病机	主证	治则		方药	鉴别要点	原文
桂枝甘草汤证	心阳虚	心下悸,欲得按或耳聋	温通心阳		桂枝、甘草	心悸为主	64、75
桂甘龙牡汤证	心神浮越	烦躁,心悸不宁		潜镇安神	龙骨、牡蛎	烦躁为主	118
桂枝去芍药加蜀漆龙骨牡蛎救逆汤证	痰浊扰神	惊狂,卧起不安		镇惊安神兼祛痰浊	龙骨、牡蛎、蜀漆、生姜、大枣	惊狂为主	112

桂枝甘草汤证

64. 发汗过多,其人又手自冒心,心下悸,欲得按者,桂枝甘草汤主之。

75. 未持脉时,病人手叉自冒心,师因教试令咳而不咳者,此必两耳聋无闻也。所以然者,以重发汗,虚故如此,发汗后,饮水多必喘,以水灌之亦喘。

桂甘龙牡汤证

118. 火逆下之,因烧针烦躁者,桂枝甘草龙骨牡蛎汤主之。

桂枝去芍药加蜀漆龙骨牡蛎救逆汤证

112. 伤寒脉浮,医以火迫劫之,亡阳必惊狂,卧起不安者,桂枝去芍药加蜀漆牡蛎龙骨救逆汤主之。

桂枝甘草汤证

心悸，汗出过多，心阳随汗外泄，
以致心阳受损

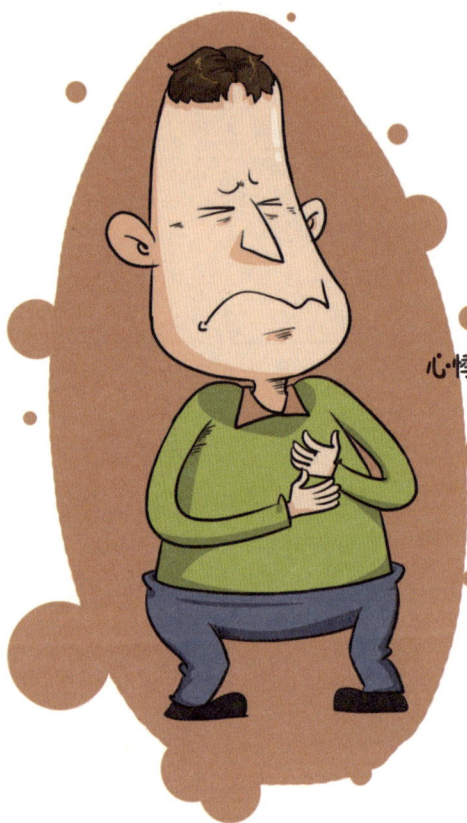

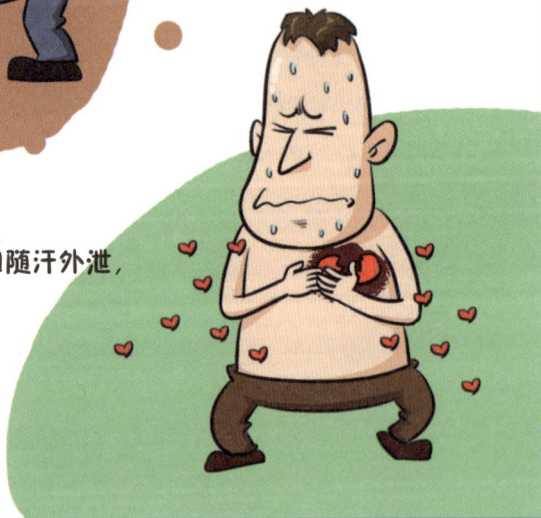

心悸，欲得按

汗出过多，心阳随汗外泄，
以致心阳受损

图说
伤寒论 ● 上篇　图说类证对比

烦躁,心神浮越于外,心悸不宁
火法劫汗伤阳,致心阳受损,心神失养

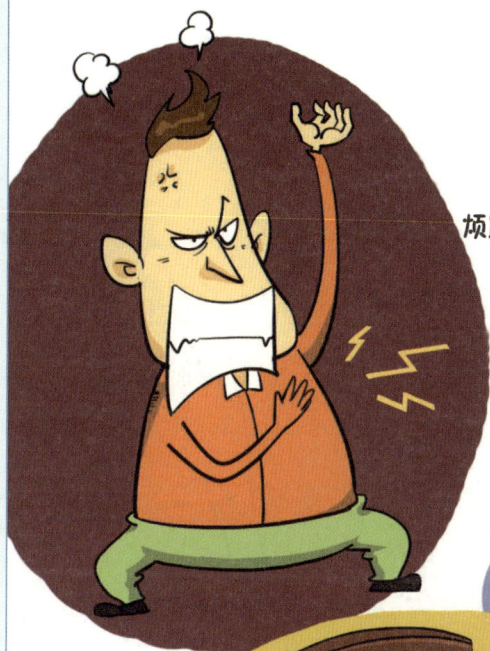

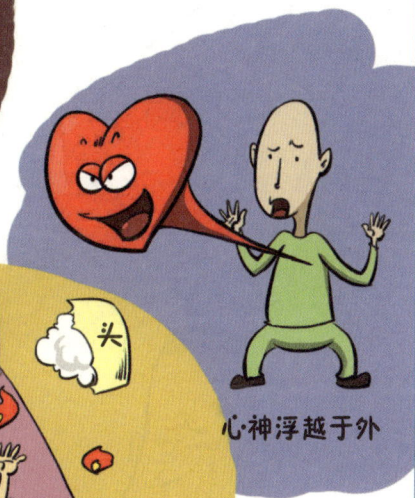

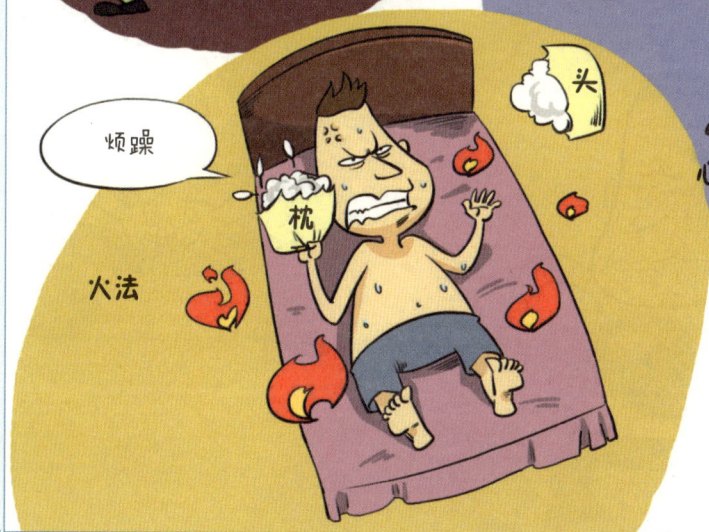

烦躁,心悸不宁

心神浮越于外

烦躁

火法

枕

头

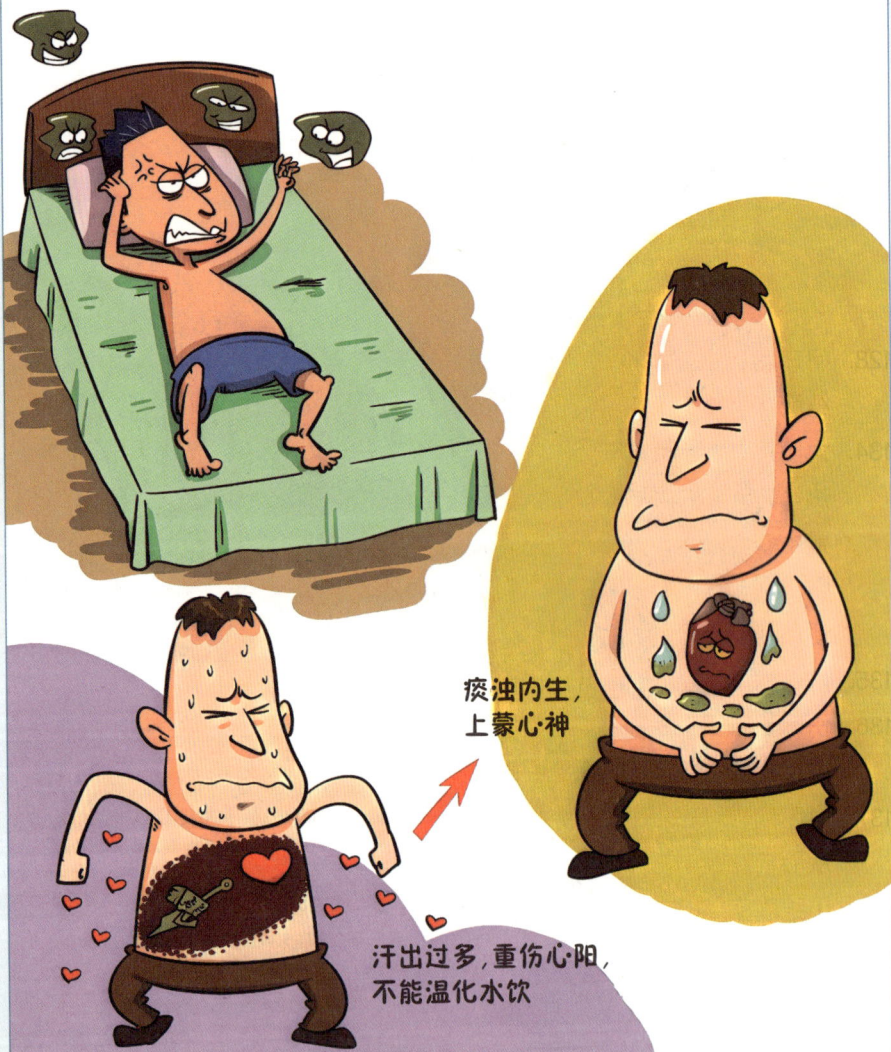

桂枝去芍药加蜀漆牡蛎龙骨救逆汤证

痰浊扰神，惊狂，卧起不安

痰浊内生，
上蒙心·神

汗出过多，重伤心阳，
不能温化水饮

十、结胸证、痞证、脏结证

证型	病机	主证	治则	方药	鉴别要点	原文
结胸证	邪热与痰水互结于胸膈、心下	心下甚则胸胁至少腹硬痛，舌上燥而渴	泻热逐水破结	大(小)陷胸汤	病变在腑，为有形之邪结(属邪实)	128、134、135、136、137、138
痞证	无形邪热结于心下，或脾胃损伤，寒热错杂于中焦	心下之痞满，按之濡，或伴呕、利	清泄或辛开苦降，和胃消痞	五泻心汤	病变在中焦，为无形之气滞(多虚实夹杂)	149、151、154、155、157、158、164
脏结证	脏气虚损，阴寒内结于脏	如结胸状，时时下利，舌苔白滑	温里补虚，通阳散结	未出方	病变在脏(属虚中夹实)多难治	129、130

结胸证

128. 问曰：病有结胸，有脏结，其状何如？答曰：按之痛，寸脉浮，关脉沉，名曰结胸也。

134. 太阳病，脉浮而动数，浮则为风，数则为热，动则为痛，数则为虚，头痛发热，微盗汗出，而反恶寒者，表未解也。医反下之，动数变迟，膈内拒痛，胃中空虚。客气动膈，短气躁烦，心中懊憹，阳气内陷，心下因鞕，则为结胸，大陷胸汤主之。若不结胸，但头汗出，余处无汗，剂(通齐)颈而还，小便不利，身必发黄。

135. 伤寒六七日，结胸热实，脉沉而紧，心下痛，按之石鞕者，大陷胸汤主之。

136. 伤寒十余日，热结在里，复往来寒热者，与大柴胡汤；但结胸，无大热者，此为水结在胸胁也，但头微汗出者，大陷胸汤主之。

137. 太阳病，重发汗而复下之，不大便五六日，舌上燥而渴，日晡所小有潮热，从心下至少腹鞕满而痛，不可近者，大陷胸汤主之。

138. 小结胸病，正在心下，按之则痛，脉浮滑者，小陷胸汤主之。

痞证

149. 伤寒五六日，呕而发热者，柴胡汤证具，而以他药下之，柴胡证仍在者，复与柴胡汤。此虽已下之，不为逆，必蒸蒸而振，却发热汗出而解。若心下满而鞕痛者,此为结胸也,大陷胸汤主之。但满而不痛者,此为痞,柴胡不中与之,宜半夏泻心汤。

151. 脉浮而紧,而复下之,紧反入里,则作痞。按之自濡,但气痞耳。

154. 心下痞,按之濡,其脉关上浮者,大黄黄连泻心汤主之。

155. 心下痞,而复恶寒汗出者,附子泻心汤主之。

157. 伤寒汗出解之后,胃中不和,心下痞鞕,干噫食臭,胁下有水气,腹中雷鸣,下利者,生姜泻心汤主之。

158. 伤寒中风,医反下之,其人下利日数十行,谷不化,腹中雷鸣,心下痞鞕而满,干呕心烦不得安,医见心下痞,谓病不尽,复下之,其痞益甚,此非结热,但以胃中虚,客气上逆,故使鞕也,甘草泻心汤主之。

164. 伤寒大下后,复发汗,心下痞,恶寒者,表未解也。不可攻痞,当先解表,表解乃可攻痞,解表宜桂枝汤,攻痞宜大黄黄连泻心汤。

脏结证

129. 何谓脏结? 答曰:如结胸状,饮食如故,时时下利,寸脉浮,关脉小细沉紧,名曰脏结,舌上白胎(通苔)滑者,难治。

130. 脏结无阳证,不往来寒热,其人反静,舌上胎(通苔)滑者,不可攻也。

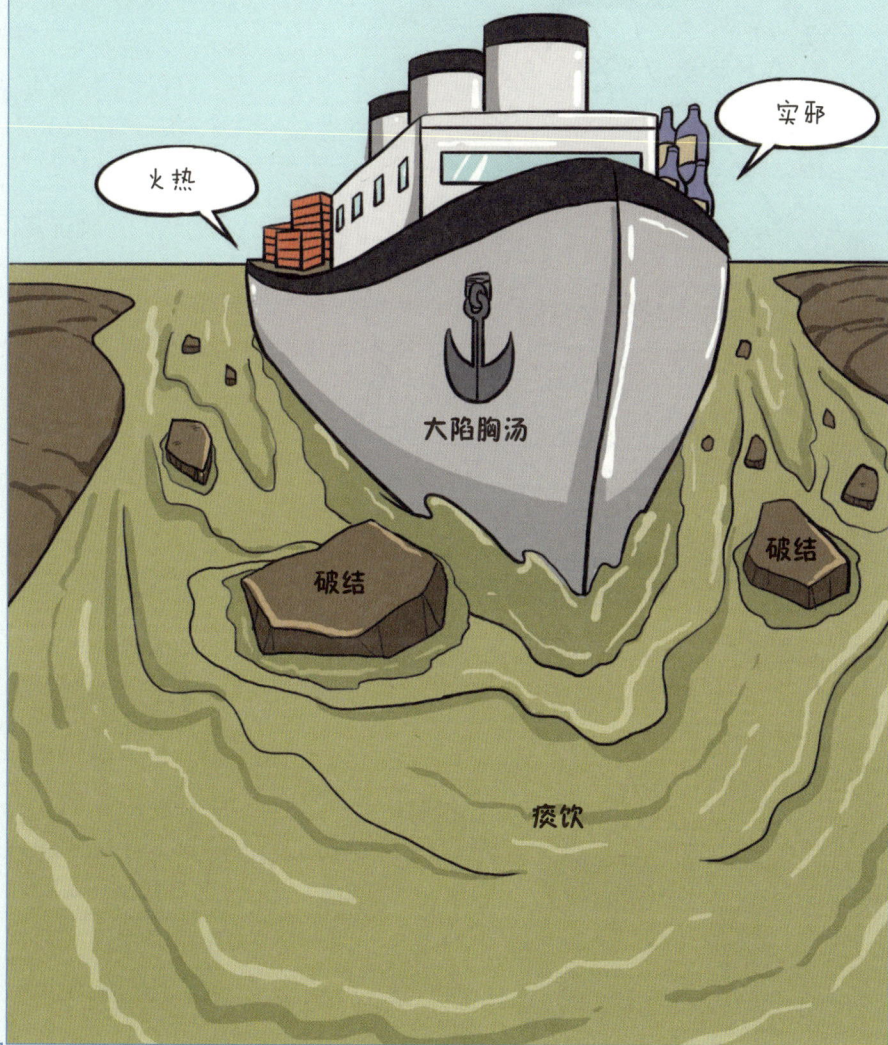

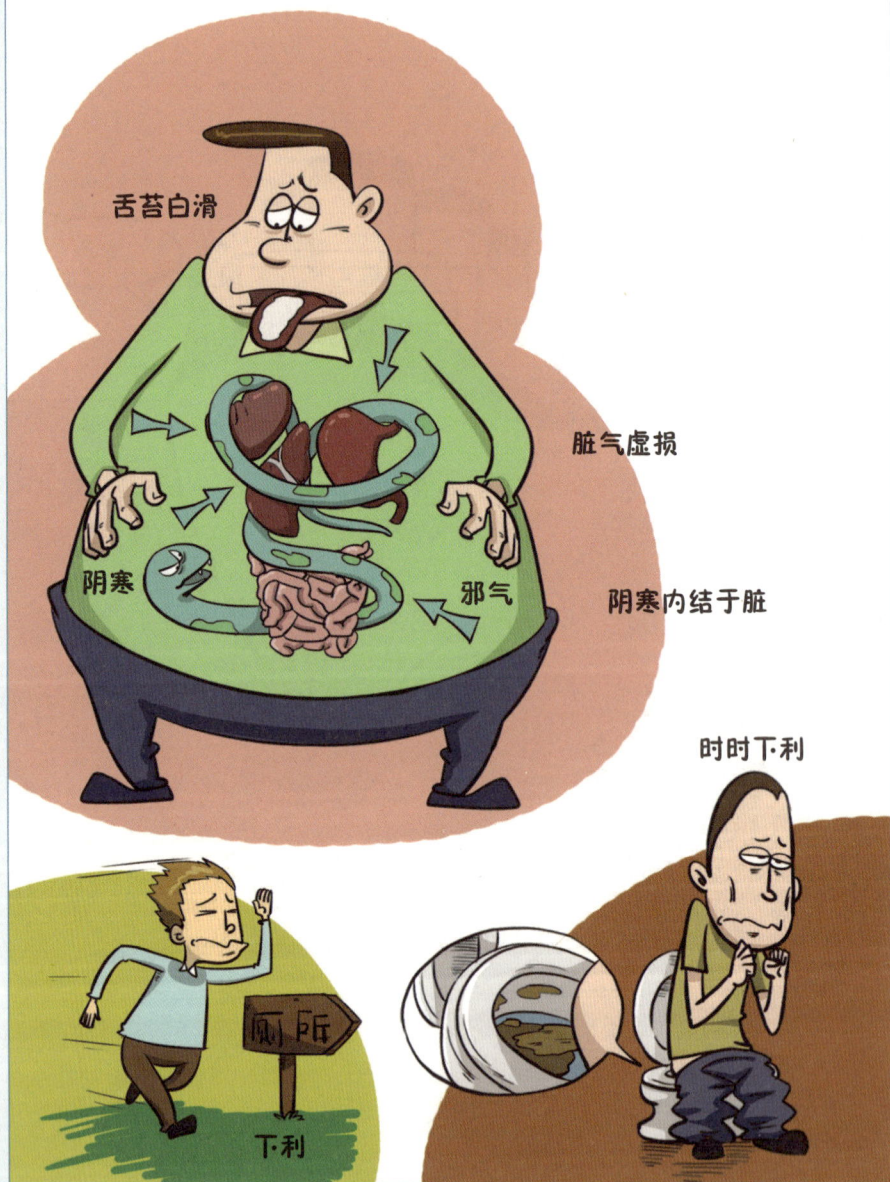

脏结证

舌苔白滑,脏气虚损,
阴寒内结于脏,时时下利

舌苔白滑

脏气虚损

阴寒内结于脏

阴寒   邪气

时时下利

厕所

下利

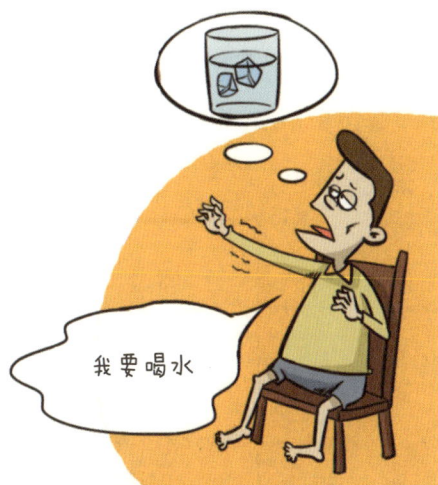

我要喝水

舌上燥而渴，邪热与痰水互结
胸胁至·少腹硬痛

舌上燥而渴

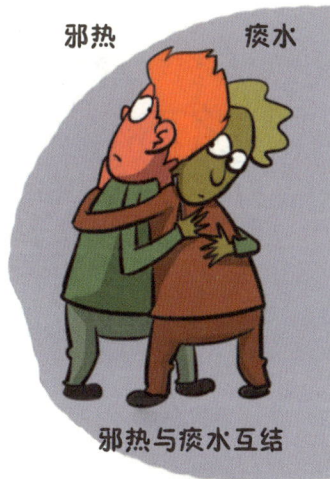

邪热　　　痰水

邪热与痰水互结

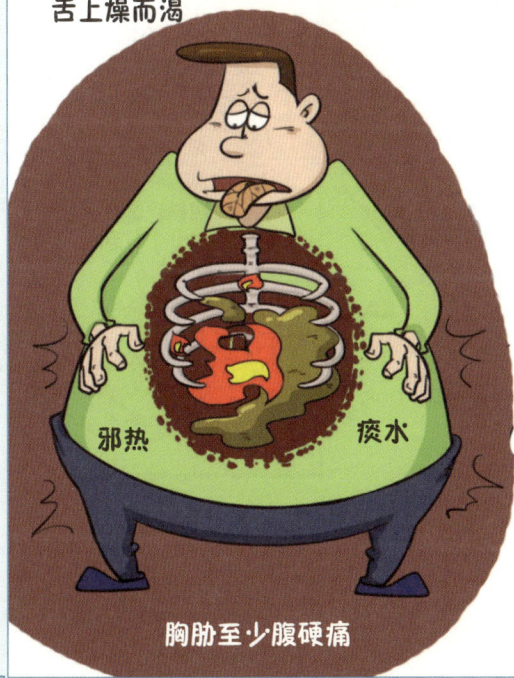

邪热　　　痰水

胸胁至·少腹硬痛

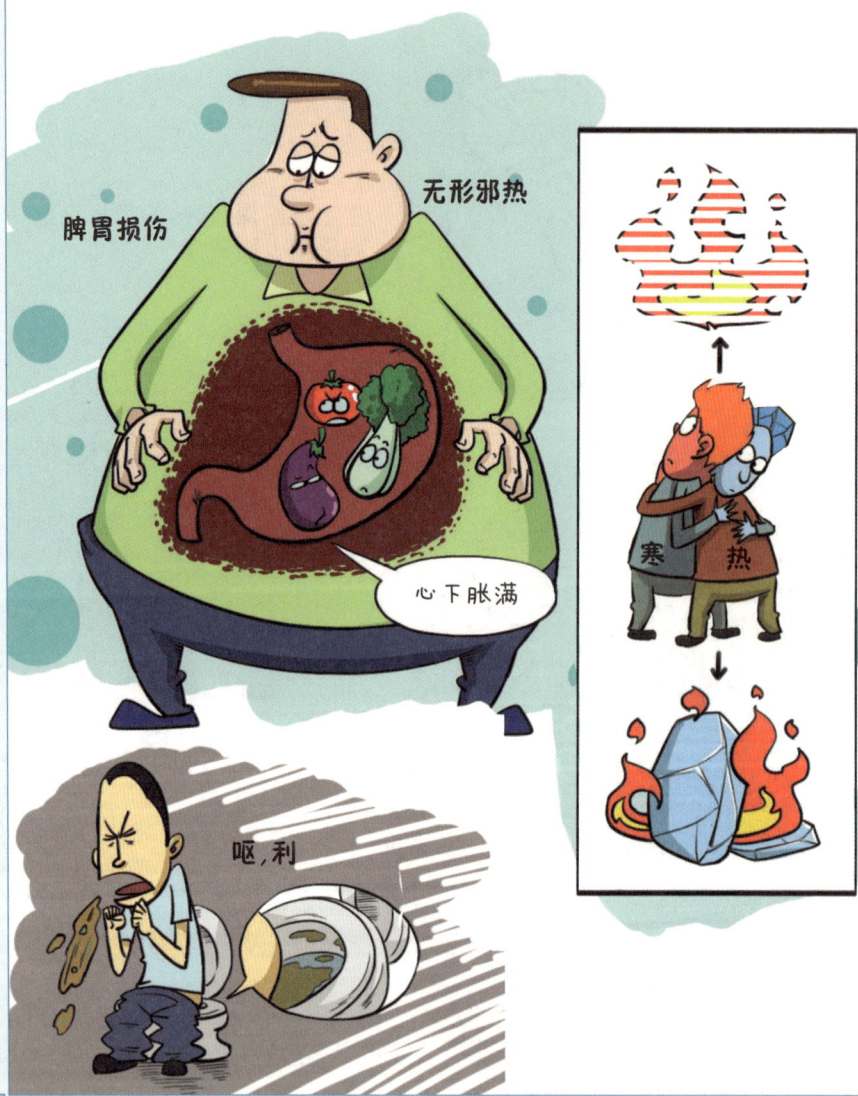

痞　证

无形邪热，脾胃损伤，寒热错杂
或伴呕，利，心下胀满

脾胃损伤

无形邪热

心下胀满

寒　热

呕，利

十一、热实结胸证与寒实结胸证

证型	病机		主证		治则	方药	鉴别要点	原文
热实结胸证	邪结于胸胁、心下	邪热与痰水互结	胸胁或心下硬满而痛	发热,头汗出,舌上燥而渴	泄热	逐水(化痰)、破结	大(小)陷胸汤	热实证	134、135、136、137、138
寒实结胸证		寒水互结		无热证	温下寒积		三物白散	寒实证	139、141

热实结胸证

134. 太阳病,脉浮而动数,浮则为风,数则为热,动则为痛,数则为虚,头痛发热,微盗汗出,而反恶寒者,表未解也。医反下之,动数变迟,膈内拒痛,胃中空虚。客气动膈,短气躁烦,心中懊恼,阳气内陷,心下因鞕,则为结胸,大陷胸汤主之。若不结胸,但头汗出,余处无汗,剂(通齐)颈而还,小便不利,身必发黄。

135. 伤寒六七日,结胸热实,脉沉而紧,心下痛,按之石鞕者,大陷胸汤主之。

136. 伤寒十余日,热结在里,复往来寒热者,与大柴胡汤;但结胸,无大热者,此为水结在胸胁也,但头微汗出者,大陷胸汤主之。

137. 太阳病,重发汗而复下之,不大便五六日,舌上燥而渴,日晡所小有潮热,从心下至少腹鞕满而痛,不可近者,大陷胸汤主之。

138. 小结胸病,正在心下,按之则痛,脉浮滑者,小陷胸汤主之。

寒实结胸证

139. 太阳病,二三日,不能卧,但欲起,心下必结,脉微弱者,此本有寒分也。反下之,若利止,必作结胸;未止者,四日复下之,此作协热利也。

141. 病在阳,应以汗解之,反以冷水潠之,若灌之,其热被劫,不得去,弥更益烦,肉上粟起,意欲饮水,反不渴者,服文蛤散;若不差者与五苓散。寒实结胸,无热证者,与三物小陷胸汤。白散亦可服。

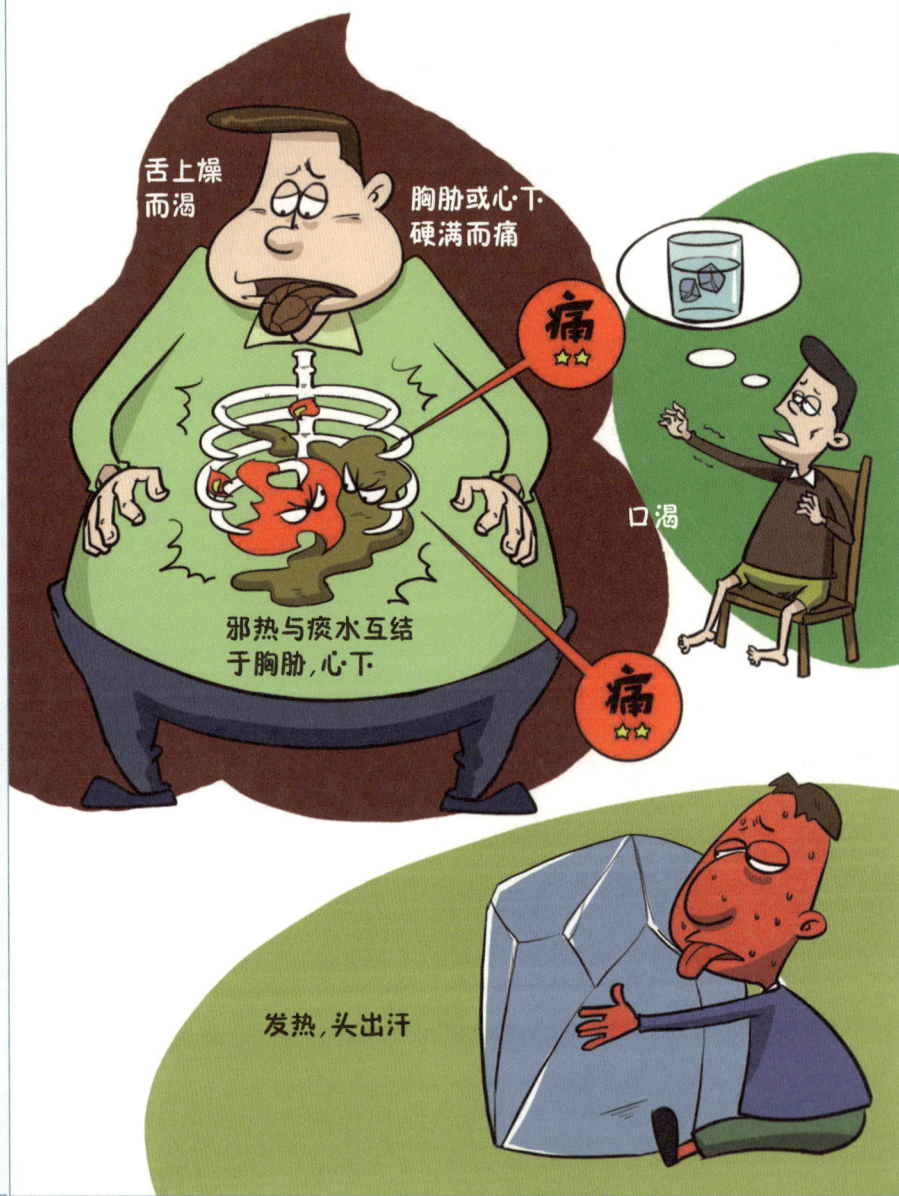

热实结胸证

舌上燥而渴

胸胁或心下硬满而痛

痛 ★★

邪热与痰水互结于胸胁,心下

痛 ★★

口渴

发热,头出汗

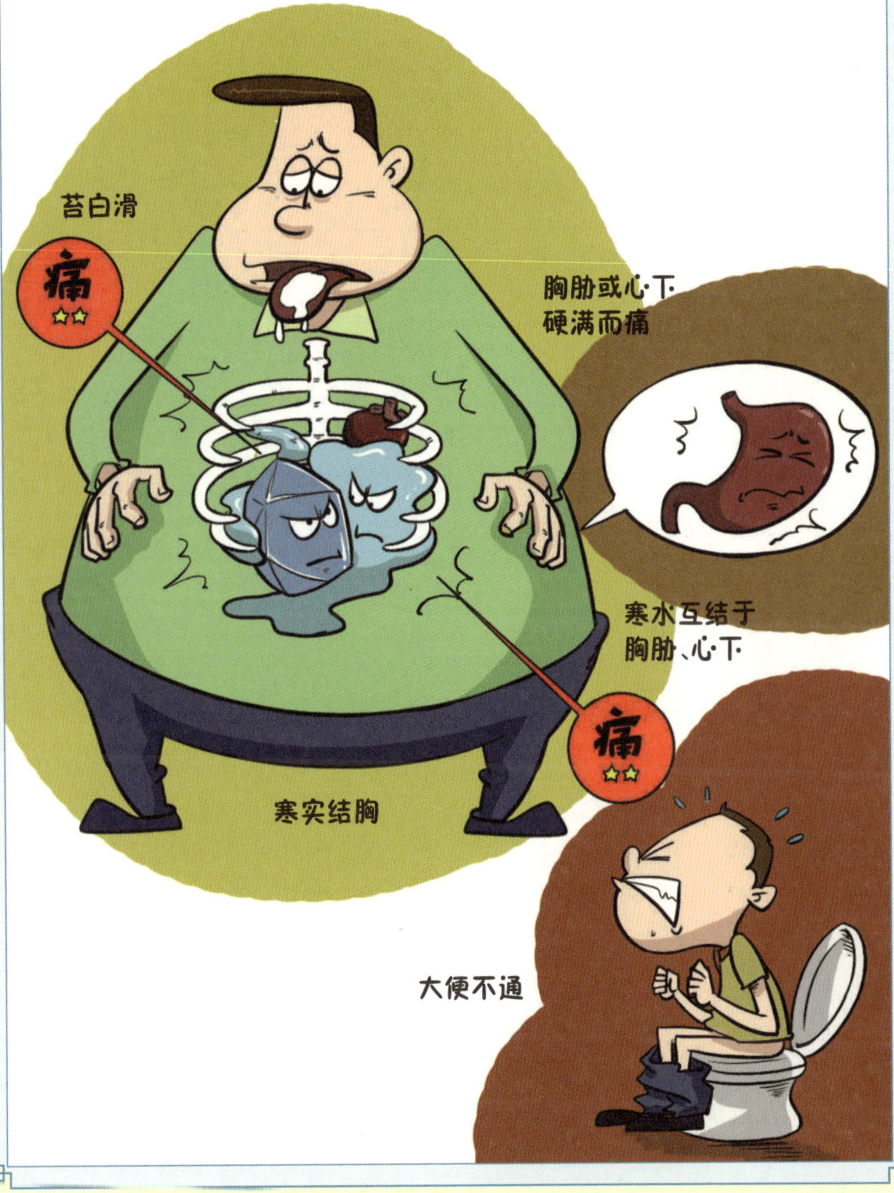

苔白滑

痛
★★

胸胁或心下
硬满而痛

寒水互结于
胸胁、心下

寒实结胸

痛
★★

大便不通

证型	病机		主证		治则	方药	鉴别要点	原文
大结胸证	邪结于心下	热与水结,涉及胸腹	心下硬满而痛	甚则从心下至少腹硬满而痛不可近,但头汗出,项强如柔痉状,脉沉紧	泄热逐水破结	大黄,芒硝,甘遂	病在心下涉及胸腹,病情较重	134、135、136、137
小结胸证		热与痰结,正在心下		正在心下,按之则痛,脉浮滑	清热化痰开结	黄连,瓜蒌,半夏	病局限于心下(胃脘部),病情较轻	138

大结胸证

134. 太阳病,脉浮而动数,浮则为风,数则为热,动则为痛,数则为虚,头痛发热,微盗汗出,而反恶寒者,表未解也。医反下之,动数变迟,膈内拒痛,胃中空虚。客气动膈,短气躁烦,心中懊恼,阳气内陷,心下因鞭,则为结胸,大陷胸汤主之。若不结胸,但头汗出,余处无汗,剂(通齐)颈而还,小便不利,身必发黄。

135. 伤寒六七日,结胸热实,脉沉而紧,心下痛,按之石鞭者,大陷胸汤主之。

136. 伤寒十余日,热结在里,复往来寒热者,与大柴胡汤;但结胸,无大热者,此为水结在胸胁也,但头微汗出者,大陷胸汤主之。

137. 太阳病,重发汗而复下之,不大便五六日,舌上燥而渴,日晡所小有潮热,从心下至少腹鞭满而痛,不可近者,大陷胸汤主之。

小结胸证

138. 小结胸病,正在心下,按之则痛,脉浮滑者,小陷胸汤主之。

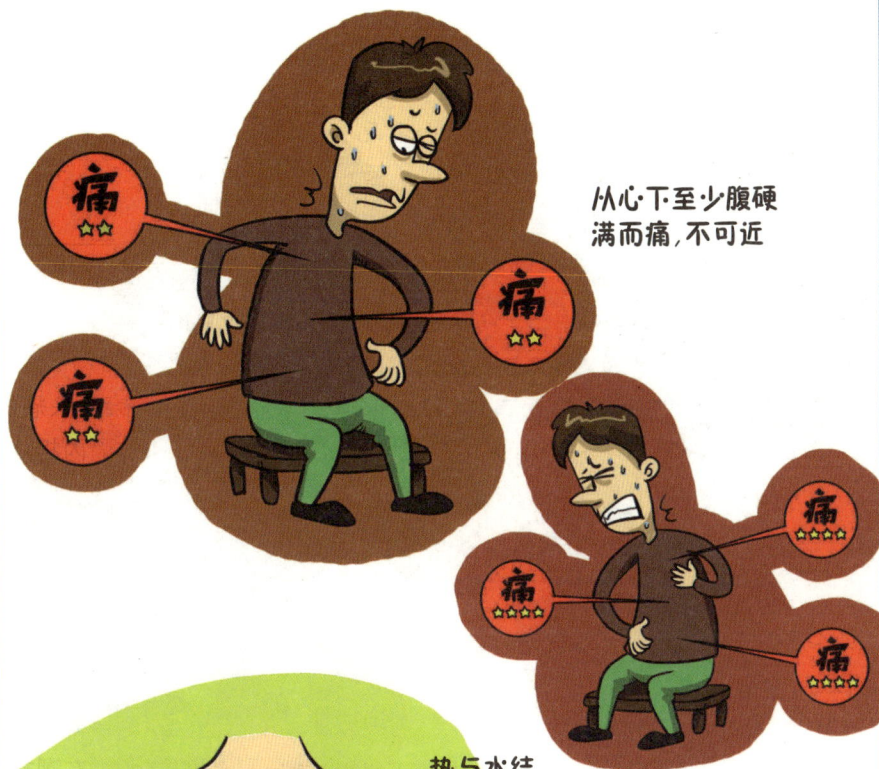

大 结 胸 证

从心下至少腹硬
满而痛，不可近

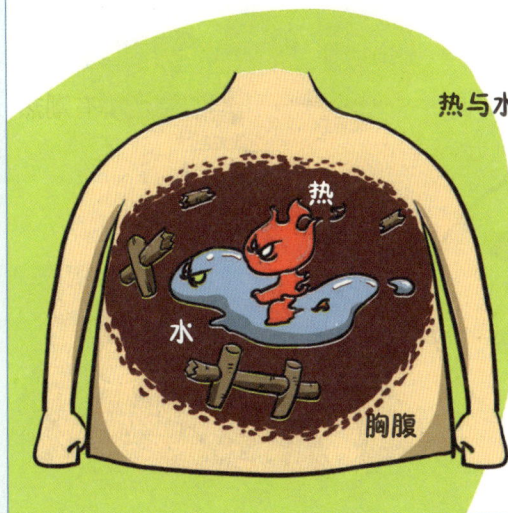

热与水结

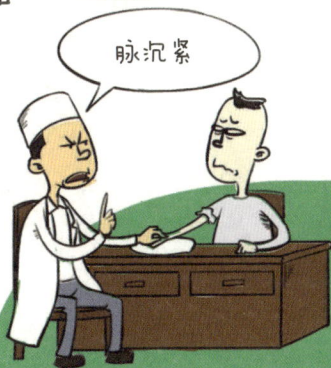

脉沉紧

热
水
胸腹

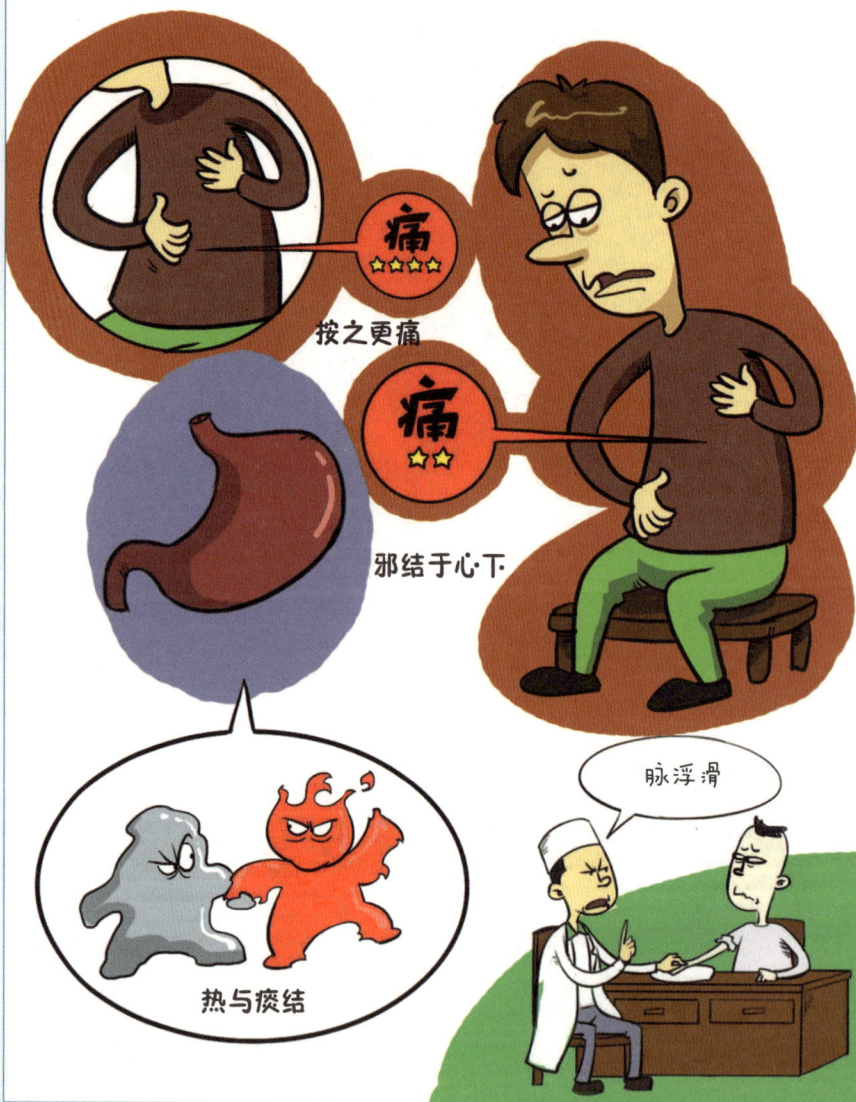

按之更痛

痛

邪结于心下

热与痰结

脉浮滑

证型	病机		主证		治则		方药		鉴别要点	原文
半夏泻心汤证	邪热内陷，寒热错杂，脾胃不和，升降失调	胃气上逆	心下痞硬，呕逆，腹中雷鸣	呕逆	和胃消痞	降逆止呕	黄芩，黄连，半夏，干姜，人参，大枣，甘草		重在呕逆	149
生姜泻心汤证		胃虚不化		干噫食臭，胁下有水，下利		散水消滞		加生姜，减干姜用量	重在干噫食臭	157
甘草泻心汤证		脾虚肠寒		下利日数十行，谷不化		补中止利		增炙甘草用量	重在下利，谷不化	158

半夏泻心汤

149. 伤寒五六日，呕而发热者，柴胡汤证具，而以他药下之，柴胡证仍在者，复与柴胡汤。此虽已下之，不为逆，必蒸蒸而振，却发热汗出而解。若心下满而鞕痛者，此为结胸也，大陷胸汤主之。但满而不痛者，此为痞，柴胡不中与之，宜半夏泻心汤。

生姜泻心汤

157. 伤寒汗出解之后，胃中不和，心下痞鞕，干噫食臭，胁下有水气，腹中雷鸣，下利者，生姜泻心汤主之。

甘草泻心汤

158. 伤寒中风，医反下之，其人下利日数十行，谷不化，腹中雷鸣，心下痞鞕而满，干呕，心烦不得安，医见心下痞，谓病不尽，复下之，其痞益甚。此非结热，但以胃中虚，客气上逆，故使鞕也，甘草泻心汤主之。

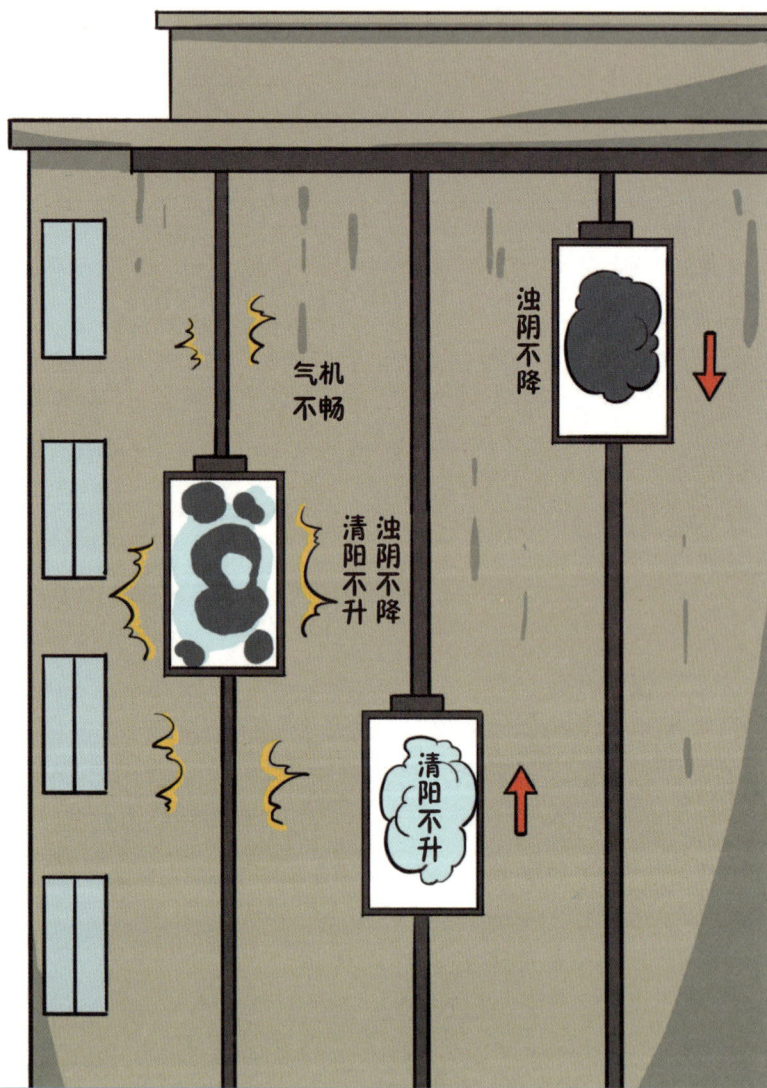

气机不畅病机

浊阴不降

气机
不畅

清阳
不升

浊阴
不降

清阳
不升

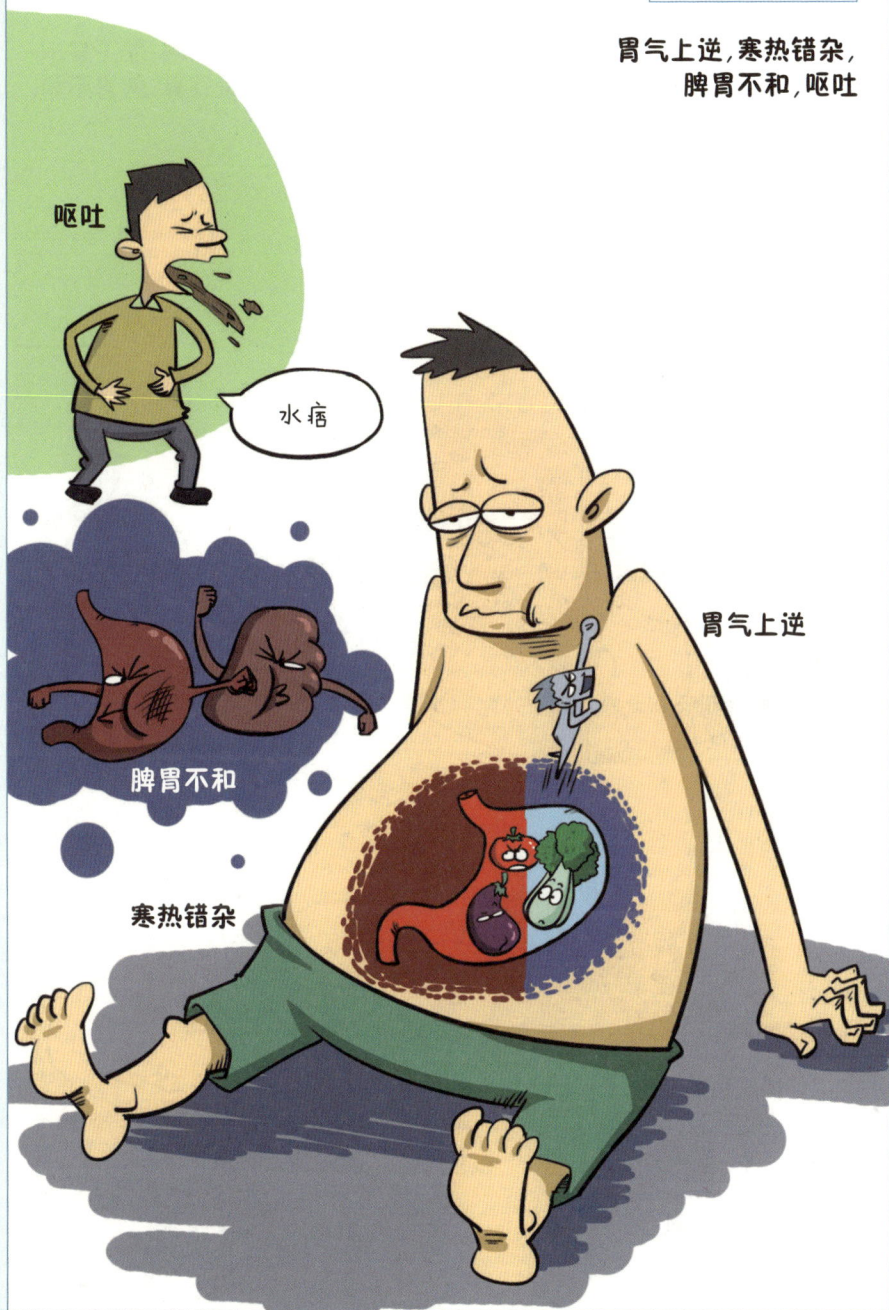

生姜泻心汤证

下利，胁下有水
干噫食臭，脾胃不和

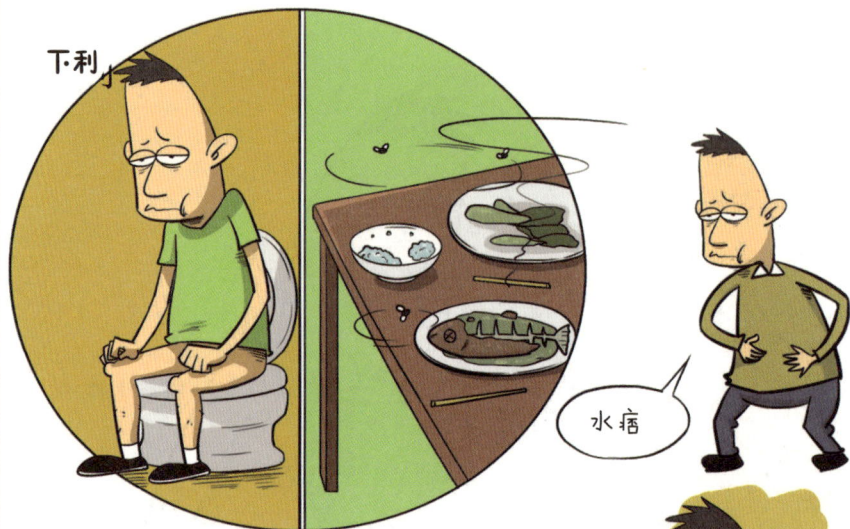

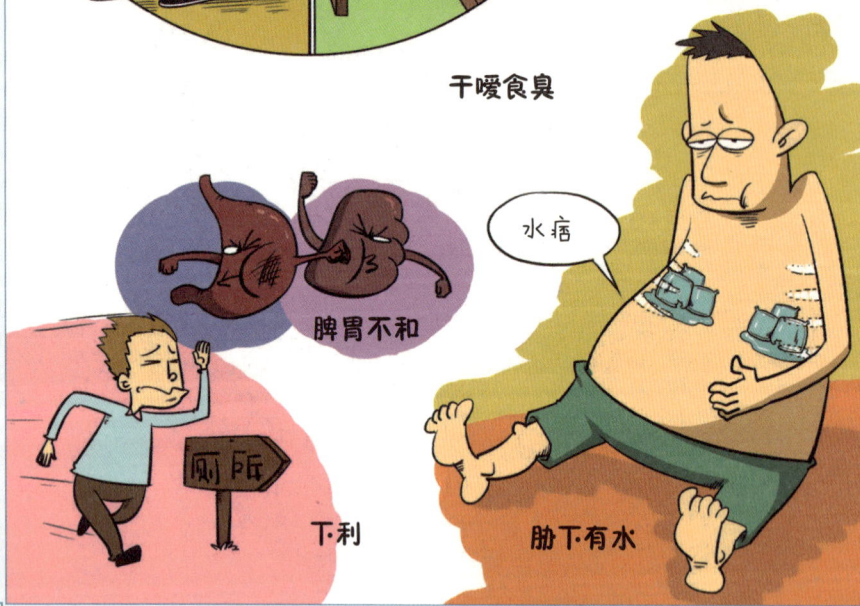

下利

水痞

干噫食臭

脾胃不和

水痞

下利

胁下有水

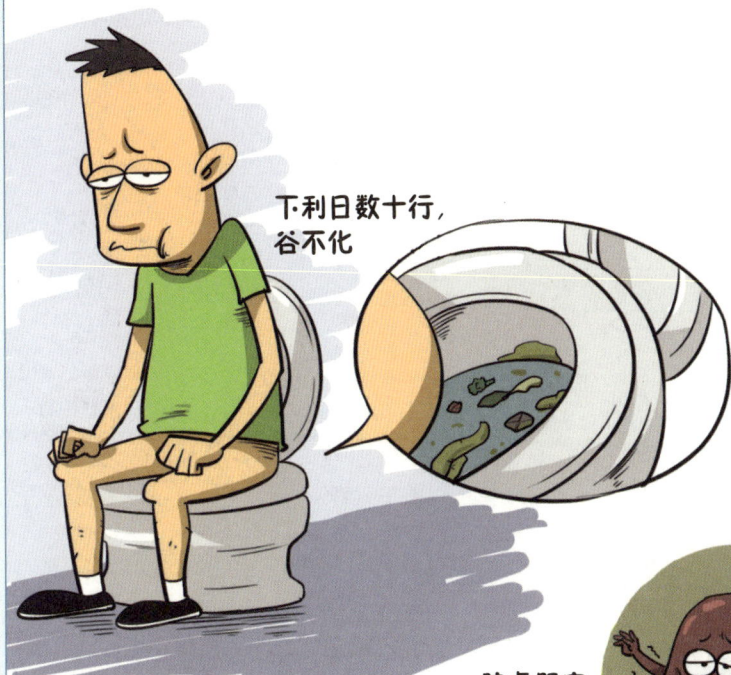

甘草泻心汤证

下利日数十行，谷不化，
脾虚肠寒，脾胃不和

下利日数十行，
谷不化

脾虚肠寒

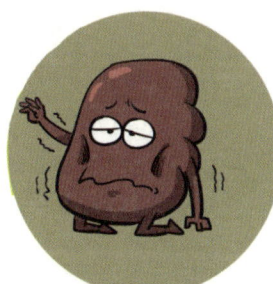

脾胃不和

水痞

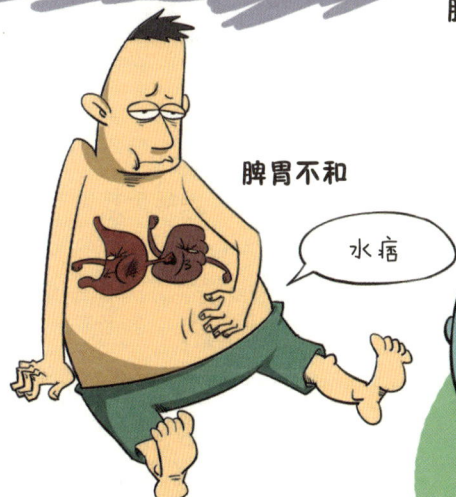

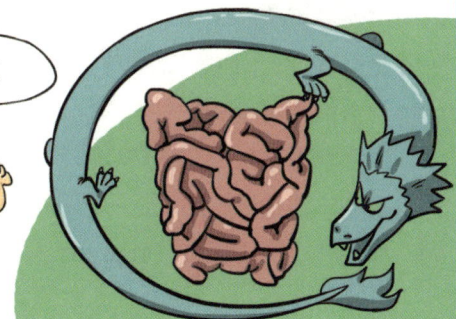

证型	病机	主证							治则	方药	鉴别要点	原文
		共同	热型	汗出	神态	腹诊	舌	脉				
调胃承气汤证	热结于胃，肠燥便秘	身热汗自出，不恶寒反热，腹满便秘，心烦，舌红，苔黄，脉大	蒸蒸发热	全身汗出	心烦	腹满	舌红苔黄	数	泄热和胃，润燥通便	大黄四两，芒硝半升，甘草二两	邪热内结程度由轻渐重，而热发于外程度由重渐轻，表现在蒸蒸发热，潮热，全身汗出，手足濈然汗出等	燥实重，痞满轻	29、70、94、105、207、248、249
小承气汤证	热结于肠，腑气壅滞		潮热	汗出	心烦或谵语	腹大满痛	舌红苔黄燥	滑数	泄热通便，消痞除满	大黄四两，枳实三枚，厚朴二两		痞满重，燥实轻	208、200、213、214、250、251、374
大承气汤证	阳明实热内结 实热深伏，燥结亡阴		日晡潮热	手足濈然汗出	谵语或躁扰	绕脐胀痛	舌红苔焦黄或起芒刺	沉迟有力	峻下实热，荡降燥实	大黄（后下）四两，枳实五枚，厚朴半斤，芒硝三合		痞满燥实俱重	208、209、212、215、217、230、238、240、241、242、251、252、253、254、255、256、320、321、322

调胃承气汤

29. 伤寒脉浮，自汗出，小便数，心烦，微恶寒，脚挛急，反与桂枝欲攻其表，此误也。得之便厥，咽中干，烦躁，吐逆者，作甘草干姜汤与之，以复其阳。若厥愈足温者，更作芍药甘草汤与之，其脚即伸；若胃气不和，谵语者，少与调胃承气汤；若重发汗，复加烧针者，四逆汤主之。

70. 发汗后恶寒者，虚故也，不恶寒但热者，实也，当和胃气，与调胃承气汤。

94. 太阳病未解，脉阴阳俱停，必先振栗汗出而解。但阳脉微者，先汗出而解；但阴脉微者，下之而解。若欲下之，宜调胃承气汤。

105. 伤寒十三日，过经谵语者，以有热也，当以汤下之。若小便利者，大便当鞕,而反下利,脉调和者,知医以丸药下之,非其治也。若自下利者,脉当微厥;今反和者,此为内实也。调胃承气汤主之。

207. 阳明病,不吐不下,心烦者,可与调胃承气汤。

248. 太阳病三日,发汗不解,蒸蒸发热者,属胃也。调胃承气汤主之。

249. 伤寒吐后,腹胀满者,与调胃承气汤。

小承气汤

208. 阳明病,脉迟,虽汗出,不恶寒者,其身必重,短气,腹满而喘;有潮热者,此外欲解,可攻里也。手足濈然汗出者,此大便已鞕也,大承气汤主之。若汗多,微发热恶寒者,外未解也,其热不潮,未可与承气汤,若腹大满不通者,可与小承气汤微和胃气,勿令至大泄下。

200. 阳明病被火,额上微汗出而小便不利者,必发黄。

213. 阳明病,其人多汗,以津液外出,胃中燥,大便必鞕,鞕则谵语,小承气汤主之。若一服谵语止者,更莫复服。

214. 阳明病,谵语,发潮热,脉滑而疾者,小承气汤主之。因与承气汤一升,腹中转气者,更服一升。若不转气者,勿更与之;明日又不大便,脉反微涩者,里虚也,为难治,不可更与承气汤也。

250. 太阳病,若吐若下若发汗后,微烦,小便数大便因硬者,与小承气汤和之愈。

251. 得病二三日,脉弱无太阳柴胡证,烦躁心下鞕,至四五日,虽能食,以小承气汤少少与微和之,令小安,至六日,与承气汤一升。若不大便六七日,小便少者,虽不受食,但初头硬,后必溏,未定成硬,攻之必溏。须小便利,屎定硬,乃可攻之。宜大承气汤。

374. 下利谵语者,有燥屎也,宜小承气汤。

大承气汤

208. 阳明病,脉迟,虽汗出,不恶寒者,其身必重,短气,腹满而喘;有潮热者,此外欲解,可攻里也。手足濈然汗出者,此大便已鞕也,大承气汤主之。若汗多,微发热恶寒者,外未解也,其热不潮,未可与承气汤,若腹大满不通者,可与小承气汤微和胃气,勿令至大泄下。

209. 阳明病,潮热,大便微鞕者,可与大承气汤,不鞕者,不可与之。若不大便六七日,恐有燥屎,欲知之法,少与小承气汤,汤入腹中,转矢气者,此有燥屎也,乃可攻之;若不转矢气者,此但初头硬,后必溏,不可攻之,攻之必胀满不能食也。欲饮水者,与水则哕。其后发热者,必大便复鞕而少也,以小承气汤和之。不转矢气者,慎不可攻也。

49

212. 伤寒，若吐若下后，不解，不大便五六日，上至十余日，日晡所发潮热，不恶寒，独语如见鬼状。若剧者，发则不识人，循衣摸床，惕而不安，微喘直视，脉弦者生，涩者死，微者，但发热谵语者，大承气汤主之。若一服利，则止后服。

215. 阳明病，谵语，有潮热，反不能食者，胃中必有燥屎五六枚也，若能食者，但鞭耳，宜大承气汤下之。

217. 汗出谵语者，以有燥屎在胃中，此为风也。须下者，过经乃可下之。下之若早，语言必乱，以表虚里实故也。下之愈，宜大承气汤。

230. 阳明病，胁下鞭满，不大便而呕，舌上白胎（通苔）者，可与小柴胡汤。上焦得通，津液得下，胃气因和，身濈然汗出而解。

238. 阳明病，下之，心中懊憹而烦，胃中有燥屎者，可攻。腹微满，初头鞭，后必溏，不可攻之。若有燥屎者，宜大承气汤。

240. 病人烦热，汗出则解，又如疟状，日晡所发热者，属阳明也。脉实者，宜下之；脉浮虚者，宜发汗。下之与大承气汤，发汗宜桂枝汤。

241. 大下后，六七日不大便，烦不解，腹满痛者，此有燥屎也。所以然者，本有宿食故也。宜大承气汤。

242. 病人小便不利，大便乍难乍易，时有微热，喘冒不能卧者，有燥屎也。宜大承气汤。

251. 得病二三日，脉弱无太阳柴胡证，烦躁心下鞭，至四五日，虽能食，以小承气汤少少与微和之，令小安，至六日，与承气汤一升。若不大便六七日，小便少者，虽不受食，但初头鞭，后必溏，未定成鞭，攻之必溏。须小便利，屎定鞭，乃可攻之。宜大承气汤。

252. 伤寒六七日，目中不了了，睛不和，无表里证，大便难，身微热者，此为实也。急下之，宜大承气汤。

253. 阳明病，发热汗多者，急下之，宜大承气汤。

254. 发汗不解，腹满痛者，急下之，宜大承气汤。

255. 腹满不减，减不足言，当下之，宜大承气汤。

256. 阳明少阳合病，必下利。其脉不负者，为顺也。负者，失也，互相克贼，名为负也。脉滑而数者，有宿食也，当下之，宜大承气汤。

320. 少阴病，得之二三日，口燥咽干者，急下之，宜大承气汤。

321. 少阴病，自利清水，色纯青，心下必痛，口干燥者，可下之，宜大承气汤。

322. 少阴病，六七日，腹胀不大便者，急下之，宜大承气汤。

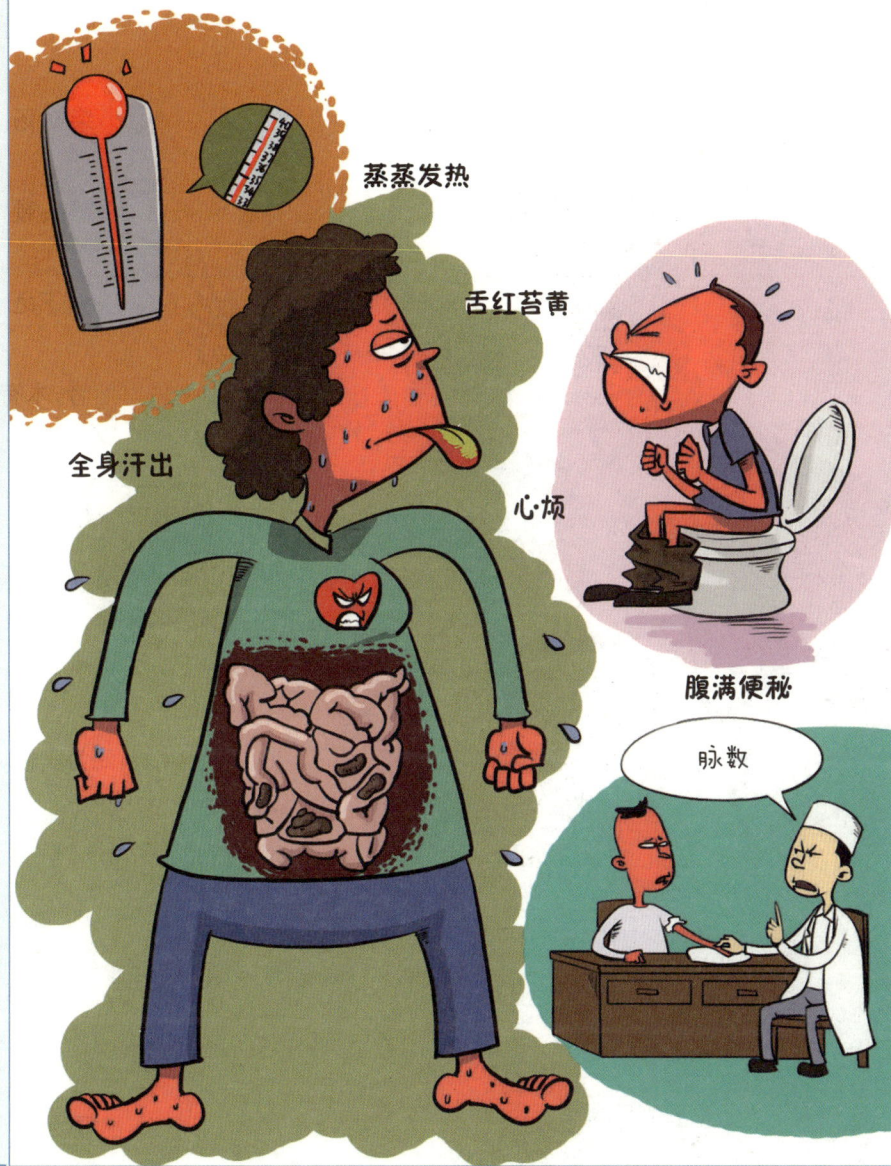

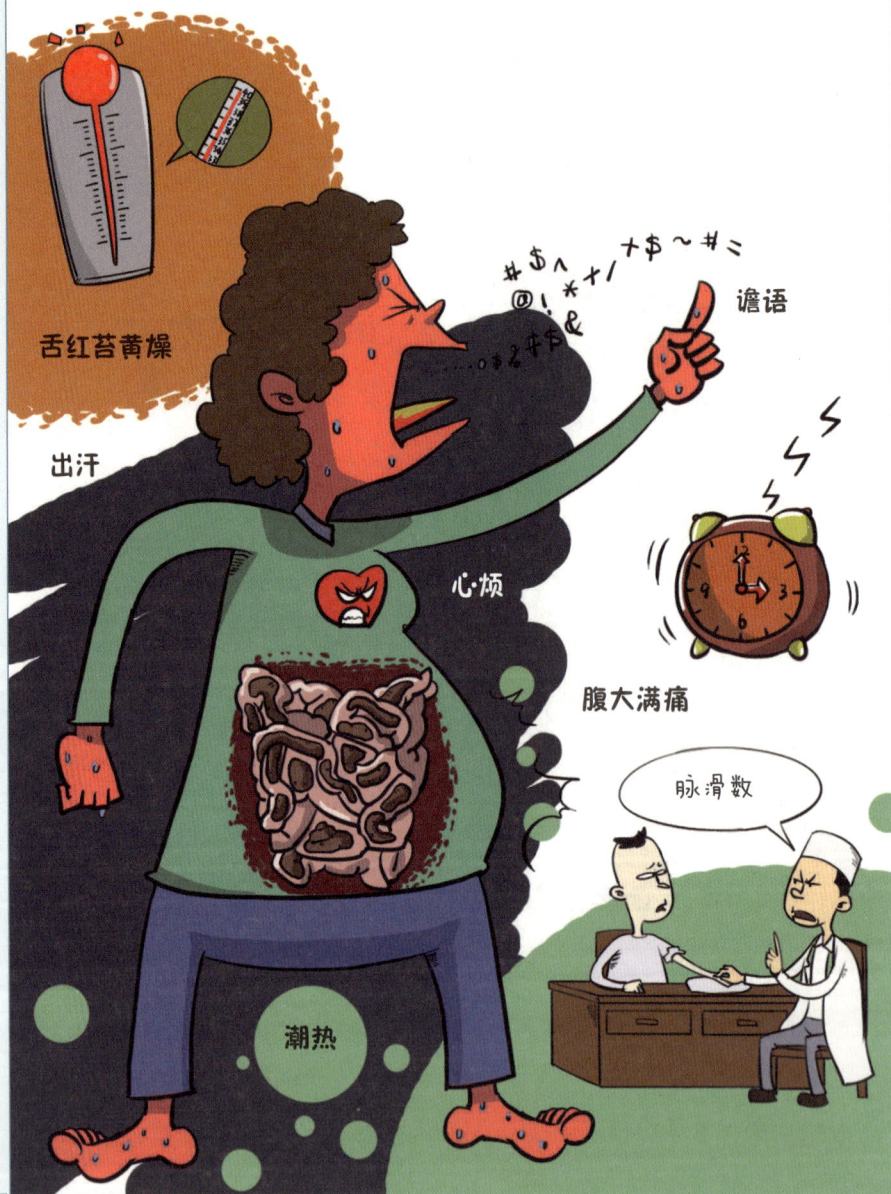

小承气汤证

舌红苔黄燥

谵语

出汗

心烦

腹大满痛

脉滑数

潮热

图说
伤寒论 ● 上篇 图说类证对比

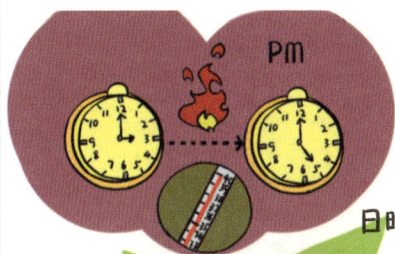

日晡潮热

躁扰

谵语

舌红苔焦黄
或起芒刺

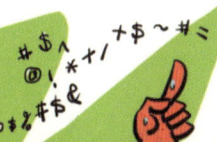

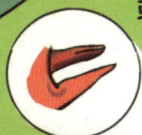

绕脐胀痛

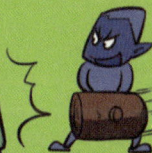

脉沉迟有力

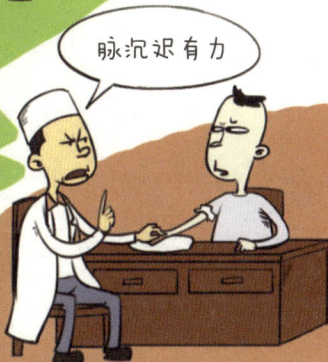

手足濈然汗出

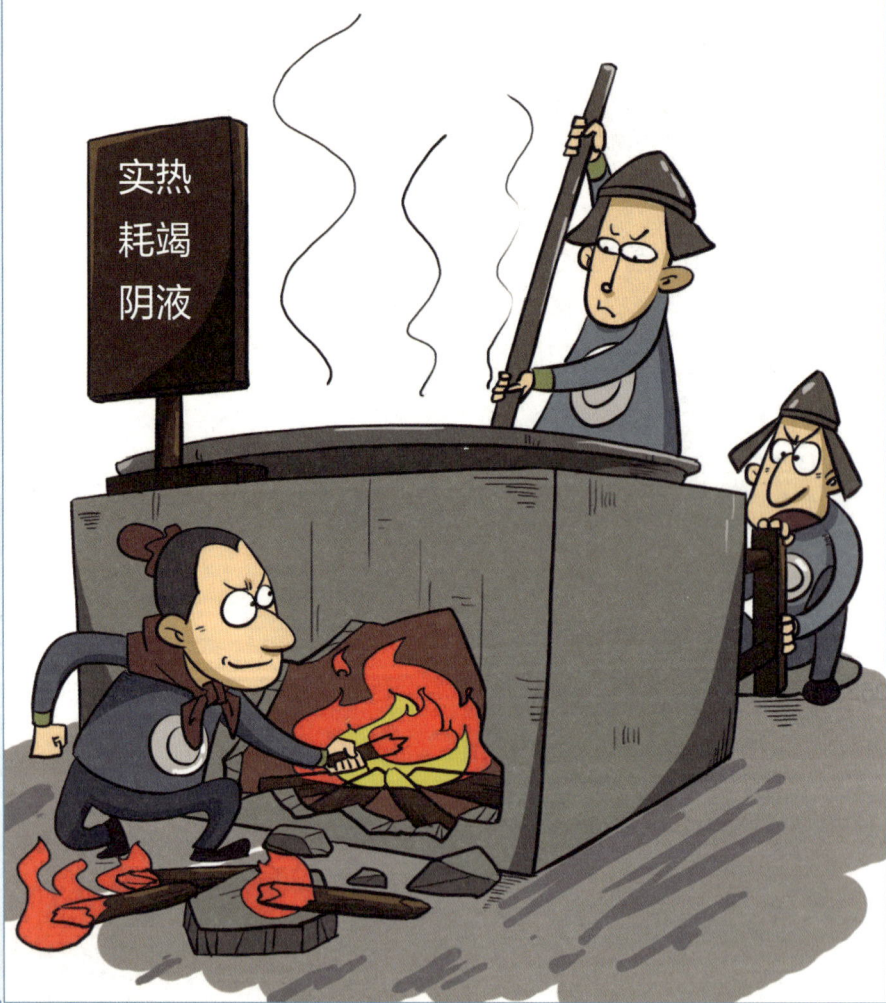

釜底抽薪治法

实热
耗竭
阴液

十五、茵陈蒿汤证、栀子柏皮汤证、麻黄连轺赤小豆汤证

证型	病机		主证		治则	方药	鉴别要点	原文
茵陈蒿汤证	湿热并重，里热结滞	湿热郁蒸，肝胆失疏	身、目、尿黄，色如橘子，小便不利	腹满便秘，心中懊恼，渴引水浆	偏于泄内热	清热利湿	茵陈蒿、栀子、大黄	兼腹满便秘等阳明实证	236、260
栀子柏皮汤证	热重于湿，郁于肌表			心中懊恼	偏于清肌表热		栀子、黄柏、甘草	身热较甚	261
麻黄连轺赤小豆汤证	湿热瘀滞，兼有表邪			恶寒，身痒，脉浮	表里兼治		麻黄、连翘、杏仁、赤小豆、生梓皮、大枣、生姜、甘草	恶寒，无汗等太阳表证	262

茵陈蒿汤证

236. 阳明病，发热汗出者，此为热越，不能发黄也。但头汗出，身无汗，剂（通齐）颈而还，小便不利，渴引水浆者，此为瘀热在里，身必发黄，茵陈蒿汤主之。

260. 伤寒七八日，身黄如橘子色，小便不利，腹微满者，茵陈蒿汤主之。

栀子柏皮汤证

261. 伤寒身黄发热，栀子柏皮汤主之。

麻黄连轺赤小豆汤

262. 伤寒瘀热在里，身必黄，麻黄连轺赤小豆汤主之。

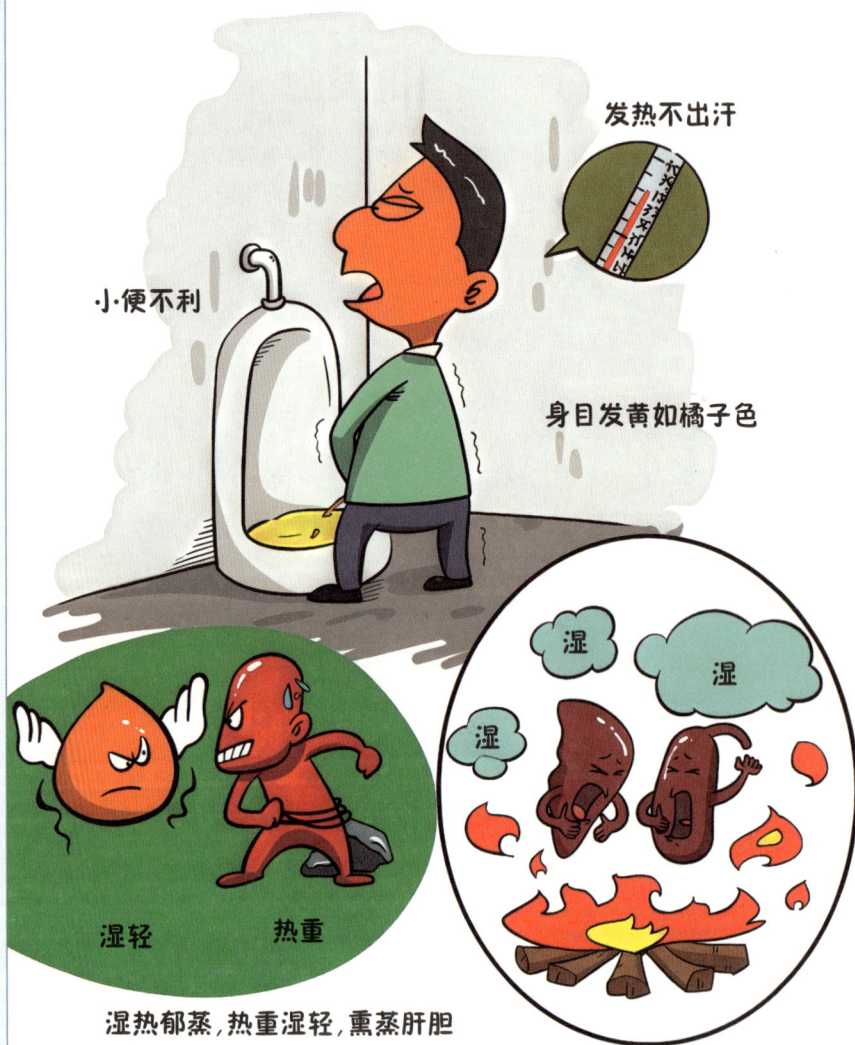

栀子柏皮汤证

发热不出汗

小便不利

身目发黄如橘子色

湿轻　热重

湿

湿

湿

湿热郁蒸,热重湿轻,熏蒸肝胆

茵陈蒿汤证

身目发黄

发热，但头汗出，齐颈而还

小便不畅

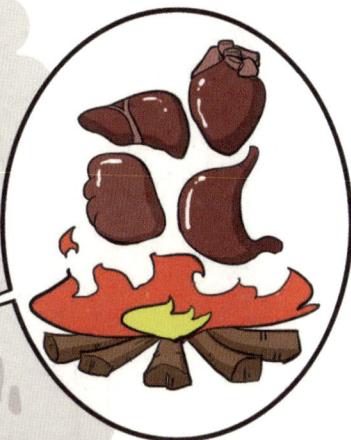

瘀热在里

湿热蕴结，熏蒸肝胆

湿

腑气壅滞

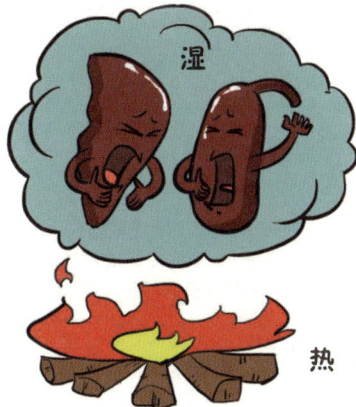

腑气

热

麻黄连轺赤小豆汤证

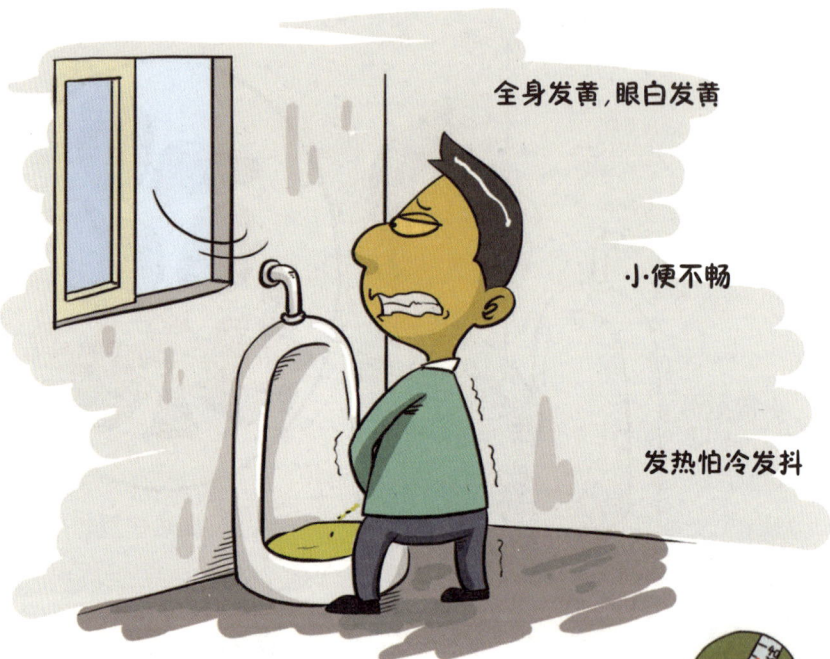

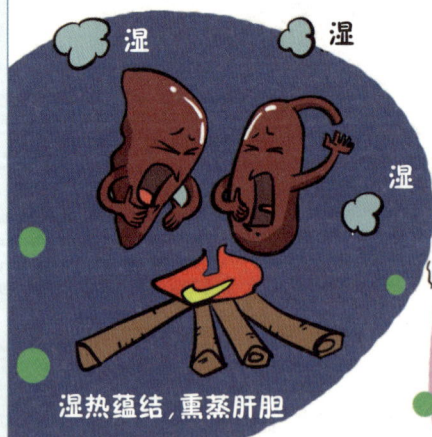

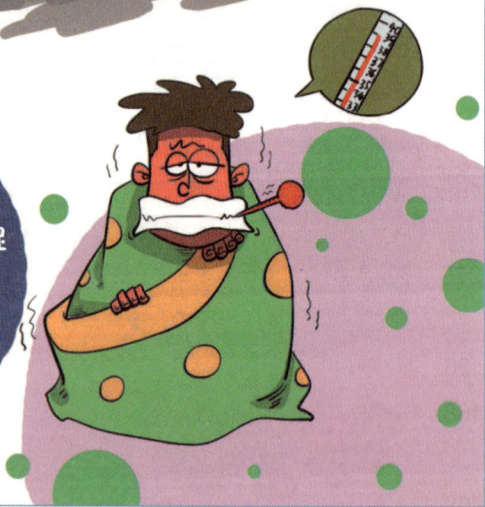

全身发黄，眼白发黄

小便不畅

发热怕冷发抖

湿　湿

湿

湿热蕴结，熏蒸肝胆

证型	病机	主证	治则	方药	鉴别要点	原文
栀子豉汤证	热扰胸膈	虚烦不得眠,心中懊恼,心中结痛或胸中窒,舌上苔	宣郁除烦	栀子、香豉	心中懊恼（病在上焦）	76、78、221、228、375
白虎加人参汤证	胃热,气津两伤	心烦,渴欲饮水,大汗出,时时恶风,背微恶寒,舌燥,脉洪大	身热 清热 生津止渴	知母、生石膏、甘草、粳米、人参	大汗,烦渴（病在中焦）	26、168、169、170、222
猪苓汤证	阴虚有热,水气不行	渴欲饮水,小便不利,脉浮	滋阴利水	猪苓、茯苓、泽泻、阿胶、滑石	小便不利（病在下焦）	223、224、319

栀子豉汤证

76. 发汗后,水药不得入口为逆,若更发汗,必吐下不止。发汗吐下,后虚烦不得眠,若剧者,必反复颠倒,心中懊恼,栀子豉汤主之;少气者,栀子甘草豉汤主之;若呕者,栀子生姜豉汤主之。

78. 伤寒五六日,大下之后,身热不去,心中结痛者,未欲解也,栀子豉汤主之。

221. 阳明病,脉浮而紧,咽燥口苦,腹满而喘,发热汗出,不恶寒,反恶热,身重。若发汗则躁,心愦愦反谵语,若加温针,必怵惕烦躁不得眠,若下之则胃中空虚,客气动膈心中懊恼。舌上胎(通苔)者。栀子豉汤主之。

228. 阳明病下之,其外有热,手足温,不结胸,心中懊恼,饥不能食,但头汗出者,栀子豉汤主之。

375. 下利后更烦,按之心下濡者,为虚烦也,宜栀子豉汤。

白虎加人参汤证

26. 服桂枝汤大汗出后,大烦渴不解,脉洪大者,白虎加人参汤主之。

168. 伤寒若吐若下后,七八日不解,热结在里,表里俱热,时时恶风大渴,舌上干燥而烦,欲饮水数升者,白虎加人参汤主之。

169. 伤寒无大热口燥渴,心烦背微恶寒者,白虎加人参汤主之。

170. 伤寒脉浮发热无汗,其表不解,不可与白虎汤,渴欲饮水无表证者,白虎加人参汤主之。

222. 若渴欲饮水,口干舌燥者,白虎加人参汤主之。

猪苓汤证

223. 若脉浮发热,渴欲饮水,小便不利者,猪苓汤主之。

224. 阳明病,汗出多而渴者,不可与猪苓汤。以汗多胃中燥,猪苓汤复利其小便故也。

319. 少阴病,下利六七日,咳而呕渴,心烦不得眠者,猪苓汤主之。

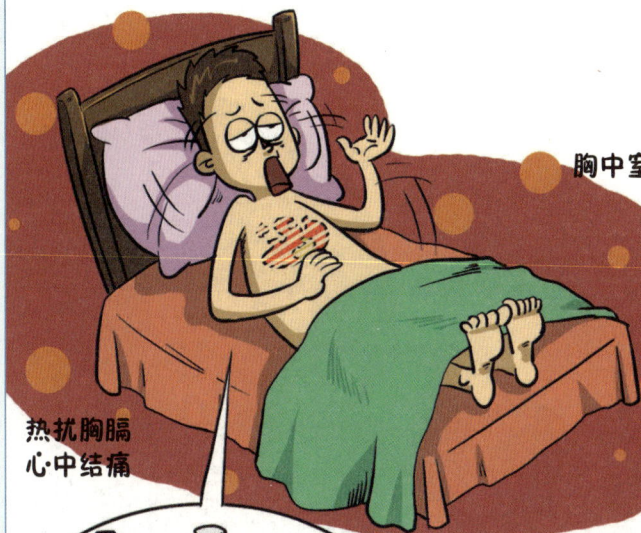

胸中窒, 心中结痛

无形邪热扰胸膈,
心中结痛

热扰胸膈
心中结痛

反复颠倒,
心中懊恼

手脚温暖

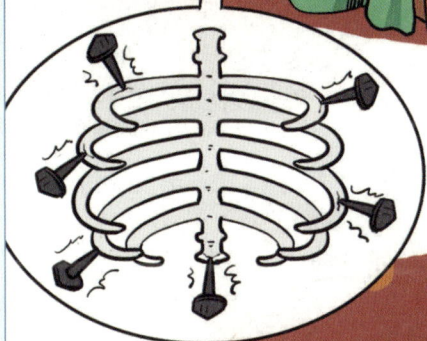

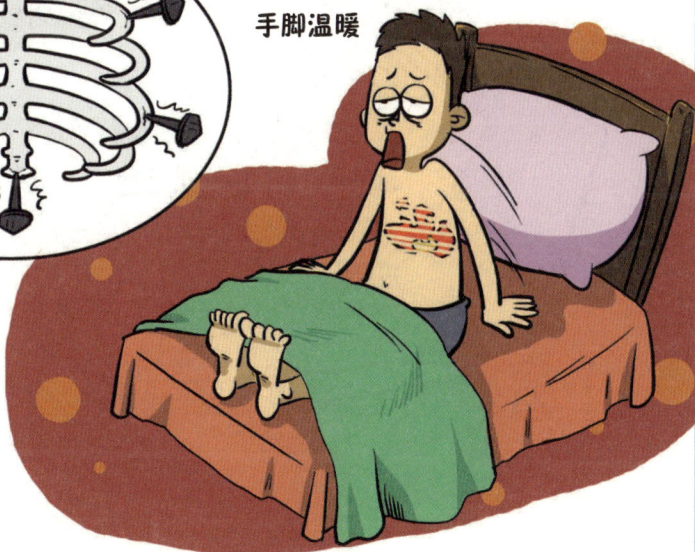

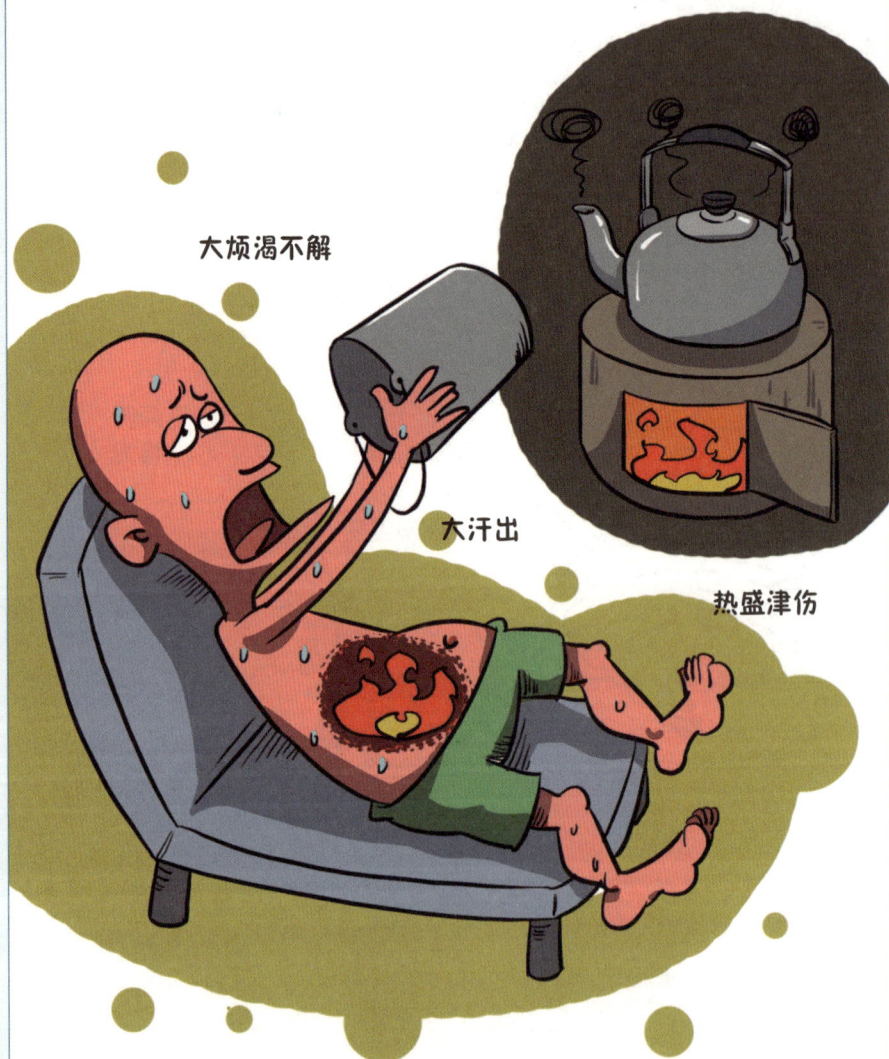

白虎加人参汤证

大烦渴不解

大汗出

热盛津伤

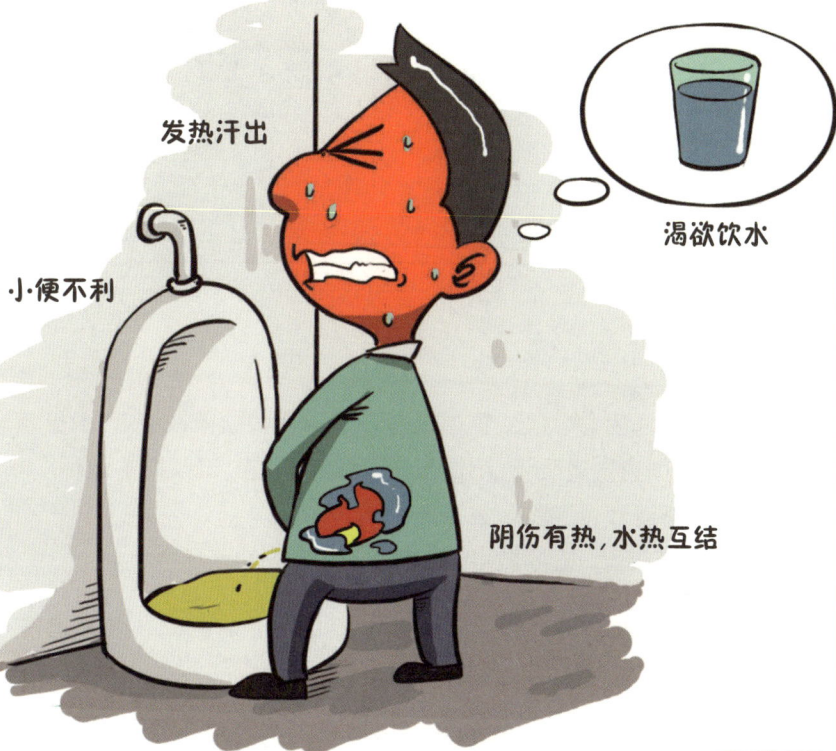

猪苓汤证

发热汗出

小便不利

渴欲饮水

阴伤有热，水热互结

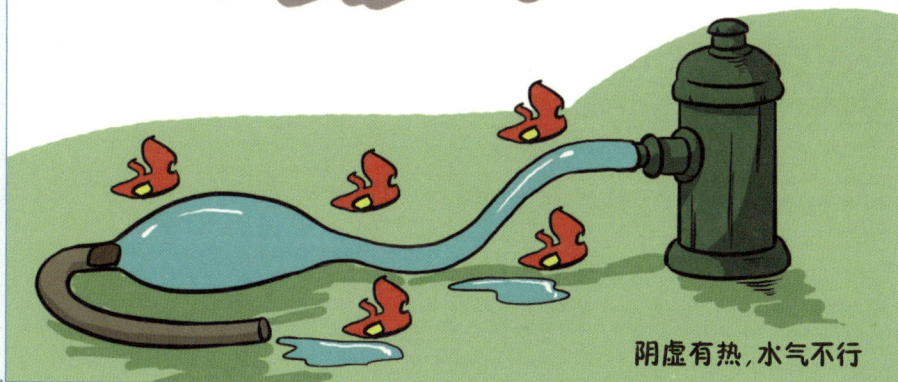

阴虚有热，水气不行

十七、五苓散证与猪苓汤证

证型	病机		主证		治则		方药	鉴别要点	原文
五苓散证	膀胱气化不利	表邪入腑，水蓄下焦	发热，脉浮，口渴，小便不利	渴欲饮水，甚则水入即吐，兼有表证，舌苔白	利水	通阳化气兼解表	猪苓、茯苓、泽泻	桂枝、白术	邪与水结，兼有表寒，津液未伤	71、72、73、74
猪苓汤证		阳明里热伤津或少阴热化，水热互结于下焦		心烦不得眠，咳而呕渴，舌红少苔		育阴清热		阿胶、滑石	阴虚有热，津伤不足	223、224、319

五苓散证

71. 太阳病，发汗后，大汗出，胃中干，烦躁不得眠，欲得饮水者，少少与饮之，令胃气和则愈。若脉浮，小便不利，微热消渴者，五苓散主之。

72. 发汗已，脉浮数，烦渴者，五苓散主之。

73. 伤寒汗出而渴者，五苓散主之。不渴者，茯苓甘草汤主之。

74. 中风发热，六七日不解而烦，有表里证，渴欲饮水，水入则吐者，名曰水逆，五苓散主之。

猪苓汤证

223. 若脉浮发热，渴欲饮水，小便不利者，猪苓汤主之。

224. 阳明病，汗出多而渴者，不可与猪苓汤。以汗多胃中燥，猪苓汤复利其小便故也。

319. 少阴病，下利六七日，咳而呕渴，心烦不得眠者，猪苓汤主之。

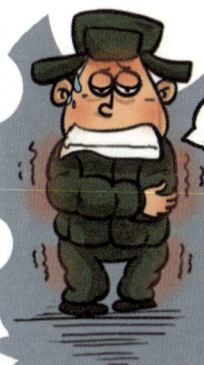

兼有表证

中风发热

都六七天了
怎么还没好？

苦里急
在于下焦气机壅遏
少腹自觉急迫不适

肚子好胀
下腹好疼

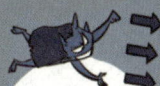

表邪

表邪入腑
水蓄下焦

心下痞
胃腹部满闷不舒

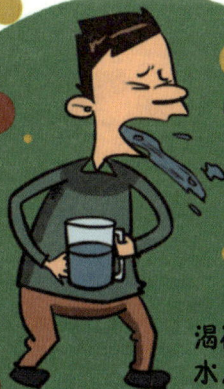

膀胱气化不利

小便不利

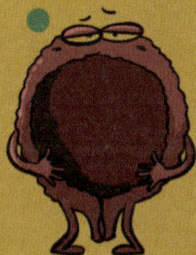

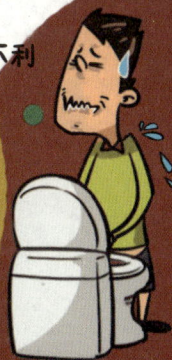

渴欲饮水
水入即吐

猪 苓 汤 证

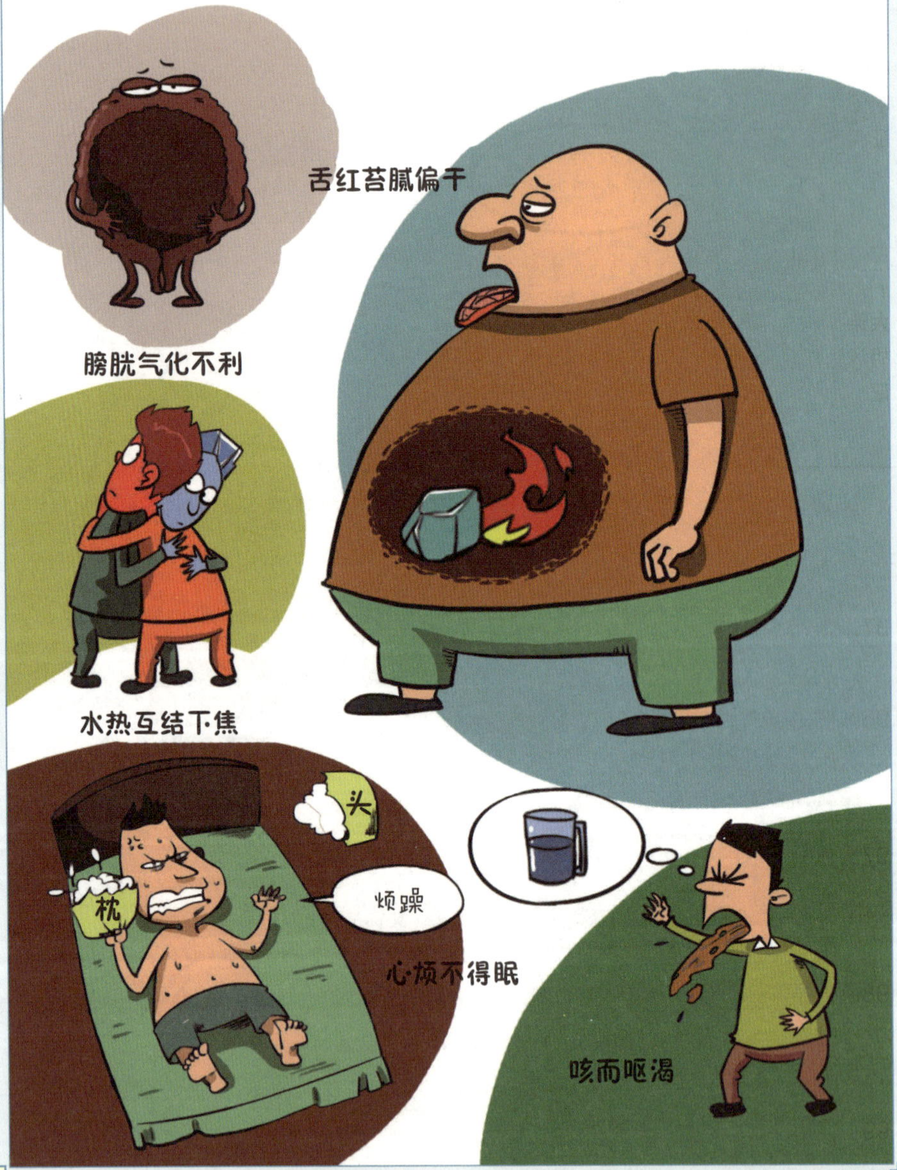

舌红苔腻偏干

膀胱气化不利

水热互结下焦

枕 头 烦躁

心烦不得眠

咳而呕渴

证型	病机	主证		治则	方药	鉴别要点	原文
小柴胡汤证	胆气内郁，三焦失枢	口苦，咽干，目眩，往来寒热，胸胁苦满，默默不欲饮食，脉弦	心烦喜呕	和解少阳	柴胡、黄芩、半夏、生姜、大枣 人参、甘草	病在少阳	37、96、97、98、99、100、101、103、104、144、148、229、230、231、266
大柴胡汤证	兼阳明里实		郁郁微烦，呕不止，心下急，心中痞硬，腹满痛，不大便或下利	兼下里实	芍药、枳实、大黄	病在少阳阳明	103、136、165

小柴胡汤证

37. 太阳病，十日已去，脉浮细而嗜卧者，外已解也。设胸满胁痛者，与小柴胡汤，脉但浮者，与麻黄汤。

96. 伤寒五六日，中风，往来寒热，胸胁苦满，嘿嘿不欲饮食，心烦喜呕，或胸中烦而不呕，或渴或腹中痛，或胁下痞鞕，或心下悸小便不利，或不渴、身有微热，或咳者，小柴胡汤主之。

97. 血弱气尽，腠理开，邪气因入，与正气相抟，结于胁下。正邪分争，往来寒热，休作有时，嘿嘿不欲饮食，藏府相连，其痛必下，邪高痛下，故使呕也，小柴胡汤主之。服柴胡汤已，渴者属阳明，以法治之。

98. 得病六七日，脉迟浮弱，恶风寒，手足温，医二三下之，不能食，而胁下满痛，面目及身黄，颈项强，小便难者，与柴胡汤，后必下重。本渴饮水而呕者，柴胡汤不中与也，食谷者哕。

99. 伤寒四五日，身热恶风，颈项强，胁下满，手足温而渴者，小柴胡汤主之。

100. 伤寒,阳脉涩阴脉弦,法当腹中急痛,先与小建中汤,不差者,小柴胡汤主之。

101. 伤寒中风,有柴胡证,但见一证便是,不必悉具。凡柴胡汤病证而下之,若柴胡证不罢者,复与柴胡汤,必蒸蒸而振,却复发热汗出而解。

103. 太阳病,过经十余日,反二三下之,后四五日,柴胡证仍在者,先与小柴胡汤;呕不止,心下急,郁郁微烦者,为未解也,与大柴胡汤下之则愈。

104. 伤寒十三日,不解,胸胁满而呕,日晡所发潮热,已而微利,此本柴胡证,下之以不得利,今反利者,知医以丸药下之,此非其治也。潮热者,实也。先宜服小柴胡汤以解外,后以柴胡加芒硝汤主之。

144. 妇人中风七八日,续得寒热,发作有时,经水适断者,此为热入血室。其血必结,故使如疟状,发作有时,小柴胡汤主之。

148. 伤寒五六日,头汗出微恶寒,手足冷心下满,口不欲食大便鞕脉细者,此为阳微结,必有表,复有里也。脉沉,亦在里也。汗出,为阳微。假令纯阴结,不得复有外证,悉入在里,此为半在里半在外也。脉虽沉紧,不得为少阴病。所以然者,阴不得有汗,今头汗出,故知非少阴也。可与小柴胡汤。设不了了者,得屎而解。

229. 阳明病,发潮热,大便溏,小便自可,胸胁满不去者,与小柴胡汤。

230. 阳明病,胁下鞕满,不大便而呕,舌上白胎(通苔)者,可与小柴胡汤。上焦得通,津液得下,胃气因和,身濈然汗出而解。

231. 阳明中风,脉弦浮大而短气,腹都满,胁下及心痛,久按之气不通,鼻干,不得汗,嗜卧,一身及目悉黄,小便难,有潮热,时时哕,耳前后肿。刺之小差,外不解。病过十日,脉续浮者,与小柴胡汤。

266. 本太阳病不解,转入少阳者,胁下鞕满,干呕不能食,往来寒热。尚未吐下,脉沉紧者,与小柴胡汤。

大柴胡汤证

103. 太阳病,过经十余日,反二三下之,后四五日,柴胡证仍在者,先与小柴胡汤;呕不止,心下急,郁郁微烦者,为未解也,与大柴胡汤下之则愈。

136. 伤寒十余日,热结在里,复往来寒热者,与大柴胡汤;但结胸无大热者,此为水结在胸胁也,但头微汗出者,大陷胸汤主之。

165. 伤寒发热,汗出不解,心中痞鞕,呕吐而下利者,大柴胡汤主之。

寒热往来病机

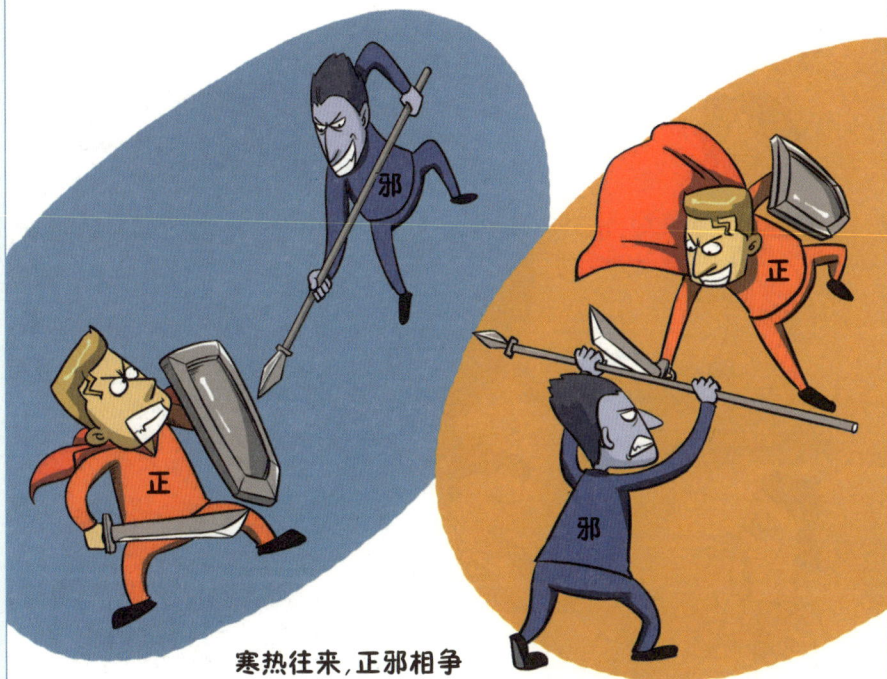

寒热往来，正邪相争

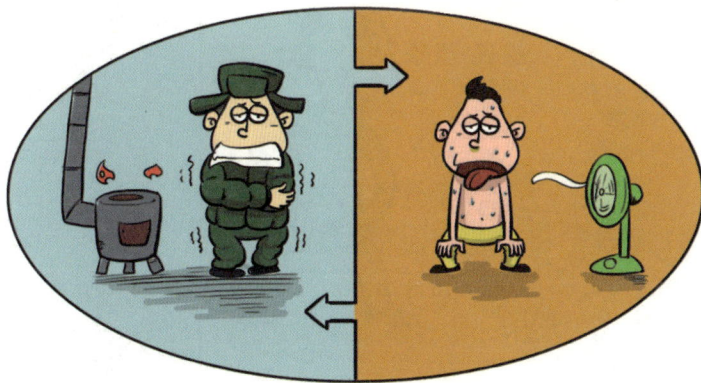

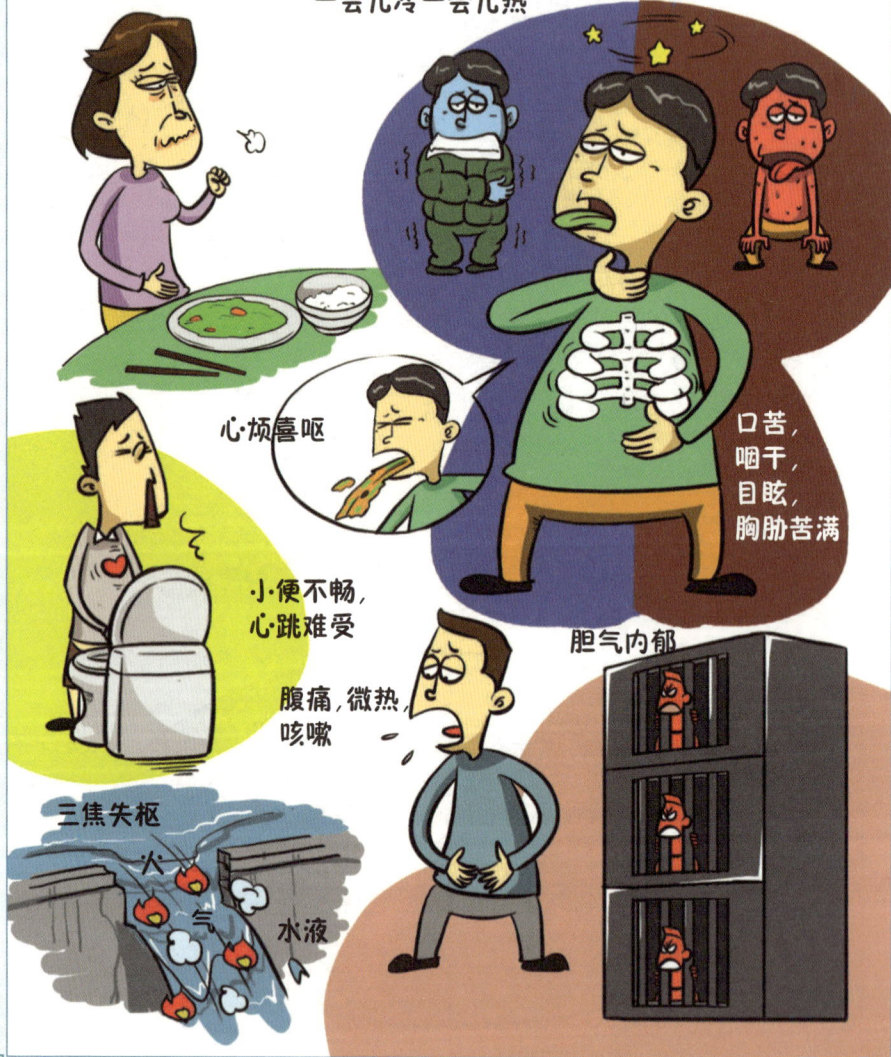

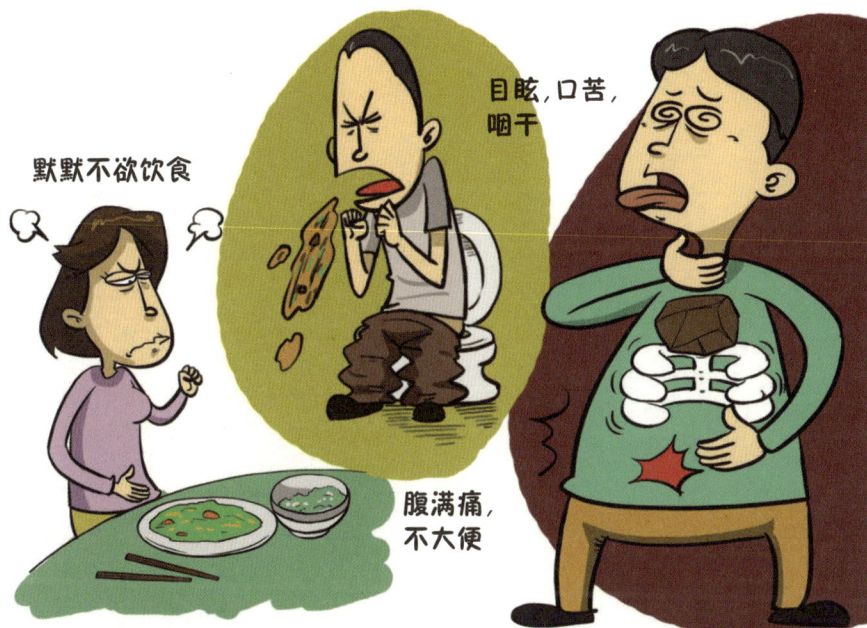

默默不欲饮食

目眩,口苦,咽干

腹满痛,不大便

胆气内郁

心下急,心中痞硬,腹满痛

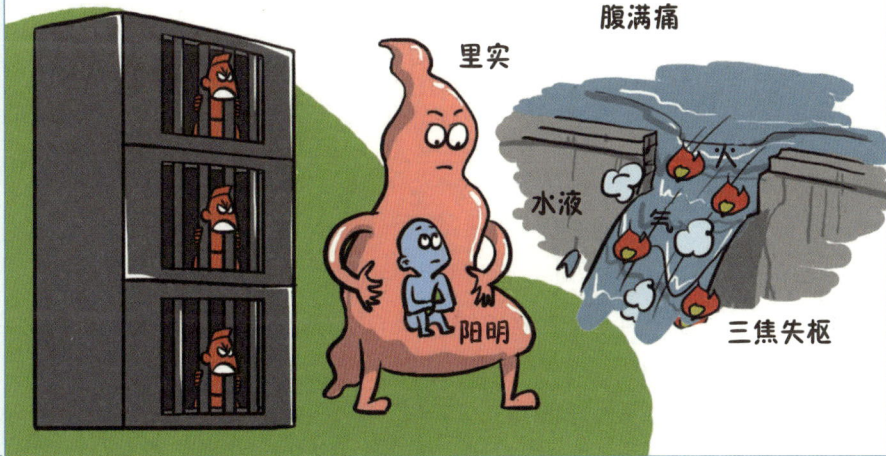

里实

水液

火气

阳明

三焦失枢

证型	病机		主证		治则	方药	鉴别要点	原文
四逆汤证		同左	脉沉迟(微)		回阳救逆	甘草	阳虚阴盛证，温补脾肾以回阳	29、91、92、225、323、324、353、354、372、377、388、389
通脉四逆汤证	阳气虚衰，阴寒内盛	虚阳外越	恶寒，蜷卧，四肢厥逆，呕吐，下利清谷	脉微欲绝，身反不恶寒，面色赤	破阴回阳，通达内外	干姜、附子	甘草，再加重干姜、附子	阴盛格阳证，重用姜附急挽中阳，以救脱	317、370
通脉四逆加猪胆汁汤证		阳亡阴竭		吐已下断，汗出而厥，四肢拘急，脉微欲绝	回阳救逆，益阴和阳		甘草，再加重干姜、附子，加猪胆汁		390
白通汤证		虚阳上越		面赤，脉微	破阴回阳，宣通上下		葱白，干姜减量	阴盛戴阳证，急与通阳止利以救脱	314、315
白通加猪胆汁汤证		阳亡阴竭		利不止，无脉。心烦面赤	回阳救逆，益阴和阳		葱白，干姜减量、加人尿、猪胆汁		315

（治则栏中"温阳祛寒"跨四逆汤证以下各证）

四逆汤证

29. 伤寒脉浮，自汗出，小便数，心烦，微恶寒，脚挛急，反与桂枝欲攻其表，此误也。得之便厥，咽中干，烦躁，吐逆者，作甘草干姜汤与之，以复其阳。若厥愈足温者，更作芍药甘草汤与之，其脚即伸；若胃气不和，谵语者，少与调胃承气汤；若重发汗，复加烧针者，四逆汤主之。

91. 伤寒,医下之,续得下利清谷不止,身疼痛者,急当救里;后身疼痛,清便自调者,急当救表。救里宜四逆汤;救表宜桂枝汤。

92. 病发热,头痛,脉反沉,若不瘥,身体疼痛,当救其里,宜四逆汤。

225. 脉浮而迟,表热里寒,下利清谷者,四逆汤主之。

323. 少阴病,脉沉者,急温之,宜四逆汤。

324. 少阴病,饮食入口则吐,心中温温欲吐,复不能吐。始得之,手足寒,脉弦迟者,此胸中实,不可下也,当吐之。若膈上有寒饮,干呕者,不可吐也,当温之,宜四逆汤。

353. 大汗出,热不去,内拘急,四肢疼,又下利厥逆而恶寒者,四逆汤主之。

354. 大汗,若大下利,而厥冷者,四逆汤主之。

372. 下利腹胀满,身体疼痛者,先温其里,乃攻其表,温里宜四逆汤,攻表宜桂枝汤。

377. 呕而脉弱,小便复利,身有微热,见厥者难治,四逆汤主之。

388. 吐利汗出,发热恶寒,四肢拘急,手足厥冷者,四逆汤主之。

389. 既吐且利,小便复利,而大汗出,下利清谷,内寒外热,脉微欲绝者,四逆汤主之。

通脉四逆汤证

317. 少阴病,下利清谷,里寒外热,手足厥逆,脉微欲绝,身反不恶寒,其人面色赤,或腹痛,或干呕,或咽痛,或利止脉不出者,通脉四逆汤主之。

370. 下利清谷,里寒外热,汗出而厥者,通脉四逆汤主之。

通脉四逆加猪胆汁汤证

390. 吐已下断,汗出而厥,四肢拘急不解,脉微欲绝者,通脉四逆加猪胆汁汤主之。

白通汤证

314. 少阴病,下利,白通汤主之。

315. 少阴病,下利脉微者,与白通汤。利不止,厥逆无脉,干呕烦者,白通加猪胆汁汤主之。服汤,脉暴出者死,微续者生。

白通加猪胆汁汤证

315. 少阴病,下利脉微者,与白通汤。利不止,厥逆无脉,干呕烦者,白通加猪胆汁汤主之。服汤,脉暴出者死,微续者生。

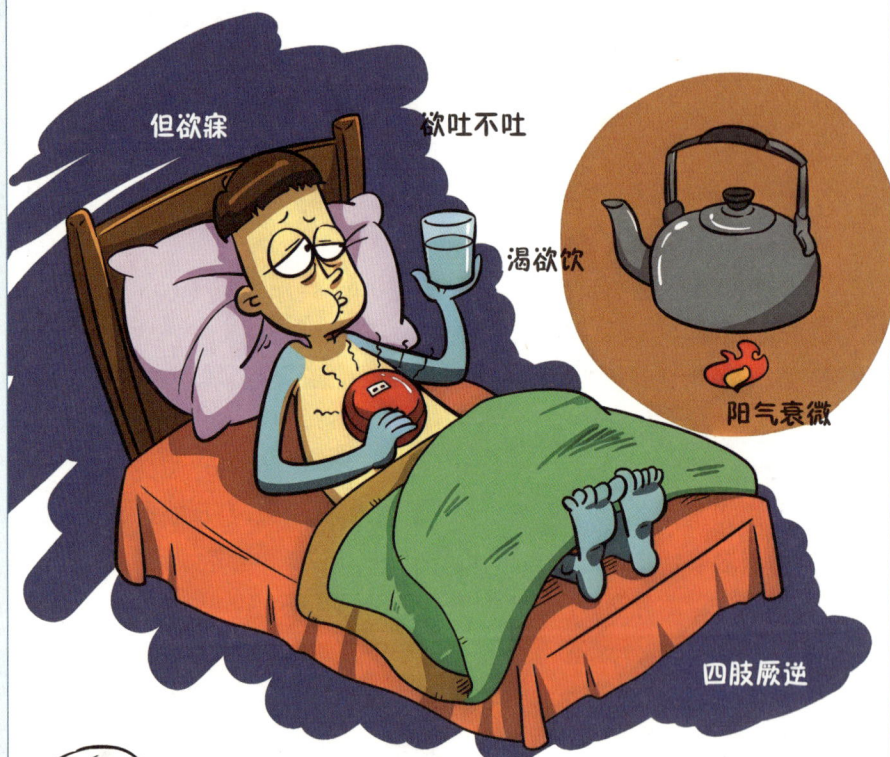

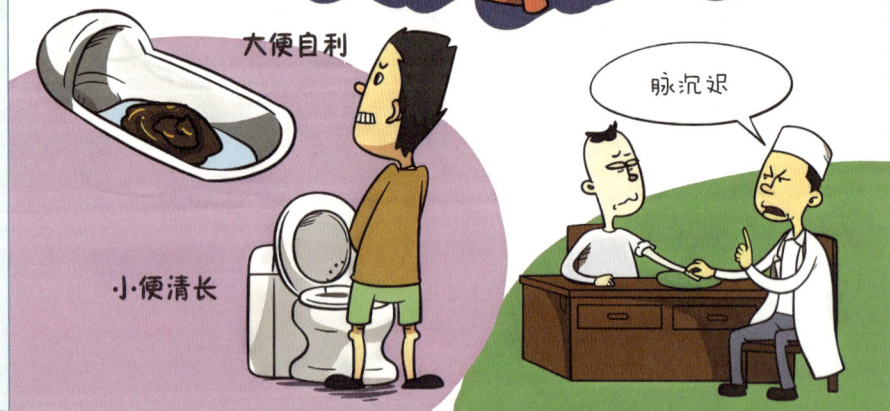

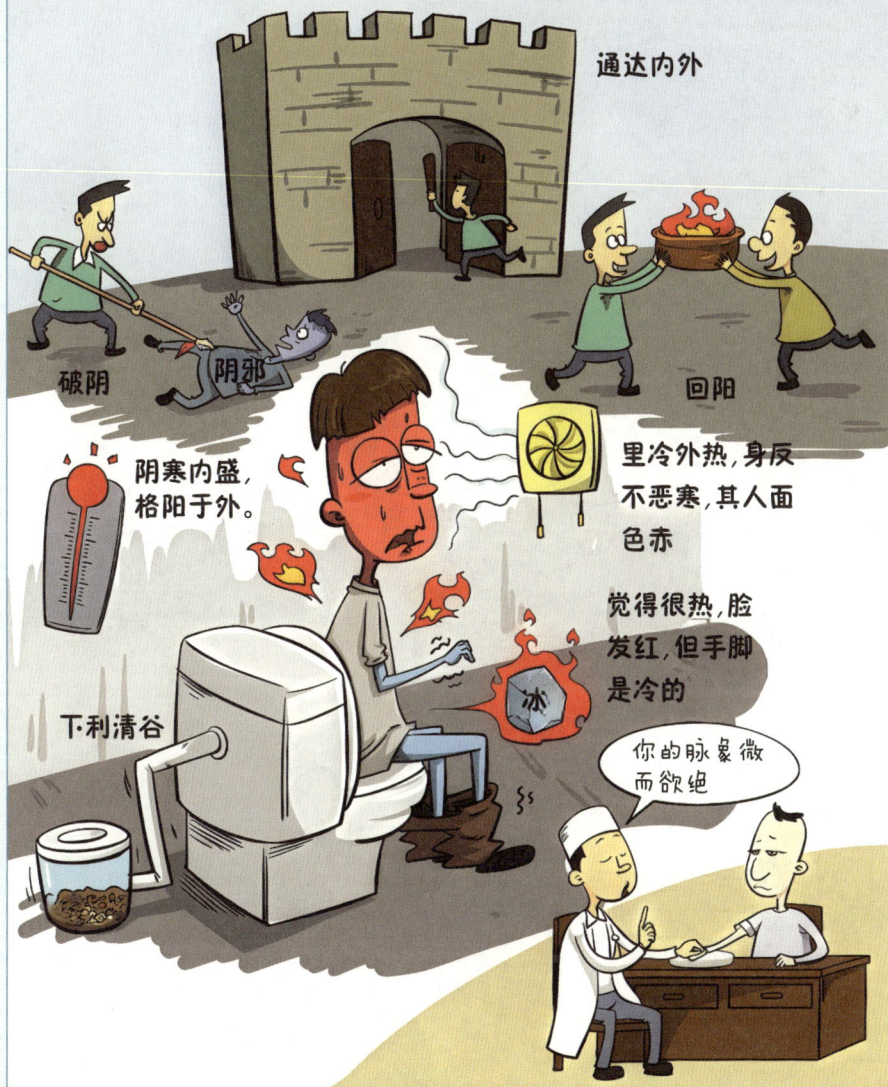

通脉四逆汤证

通达内外

破阴　阴邪

回阳

阴寒内盛，格阳于外。

里冷外热，身反不恶寒，其人面色赤

觉得很热，脸发红，但手脚是冷的

下·利清谷

冰

你的脉象微而欲绝

通脉四逆加猪胆汁汤证

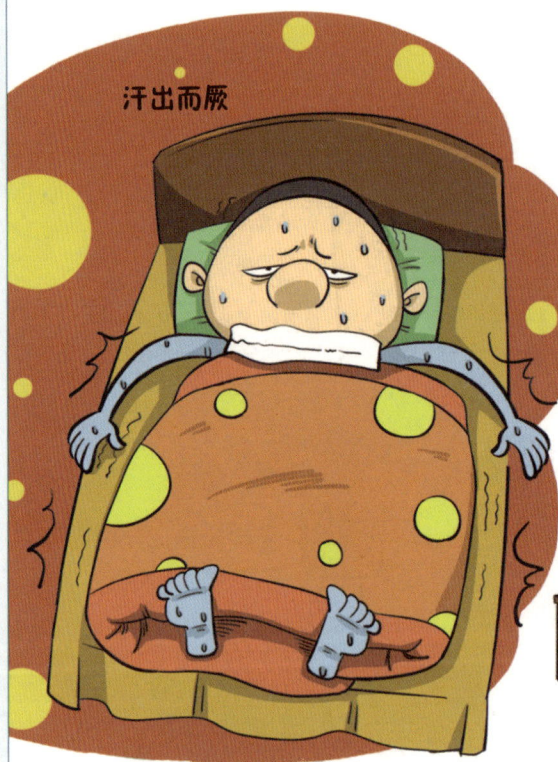

汗出而厥

四肢拘急不解

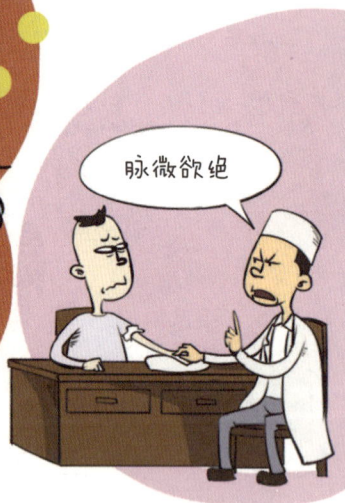

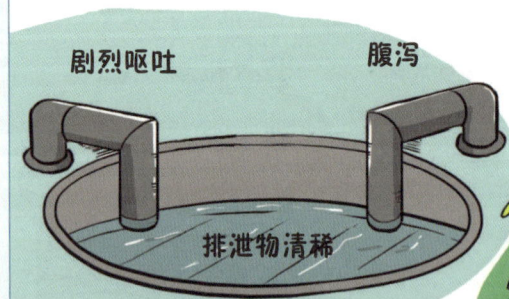

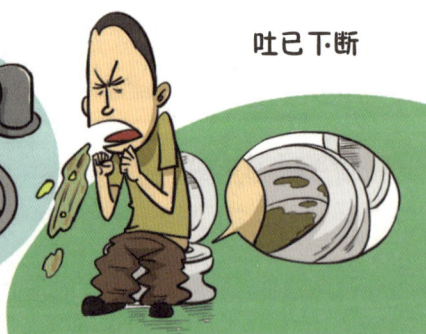

脉微欲绝

剧烈呕吐　　腹泻

排泄物清稀

吐己下断

白通汤证

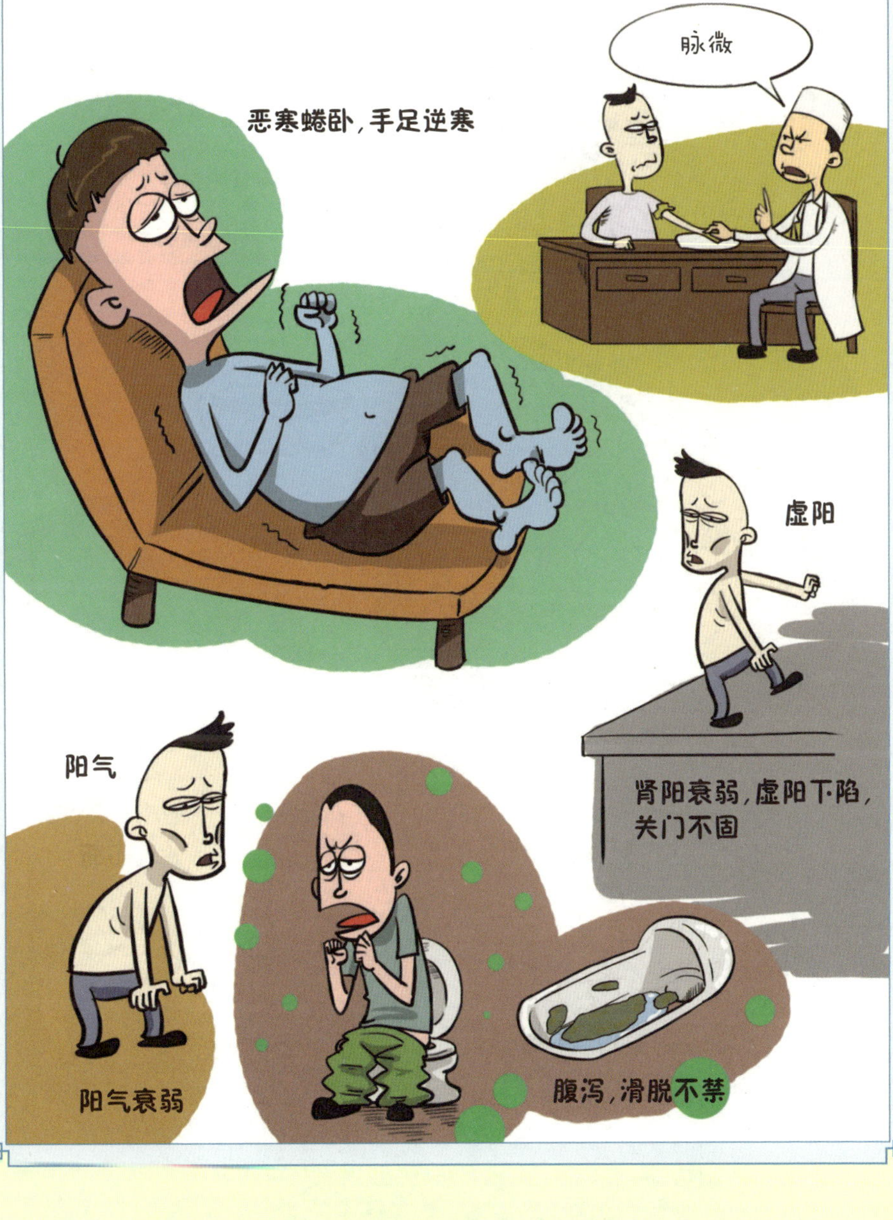

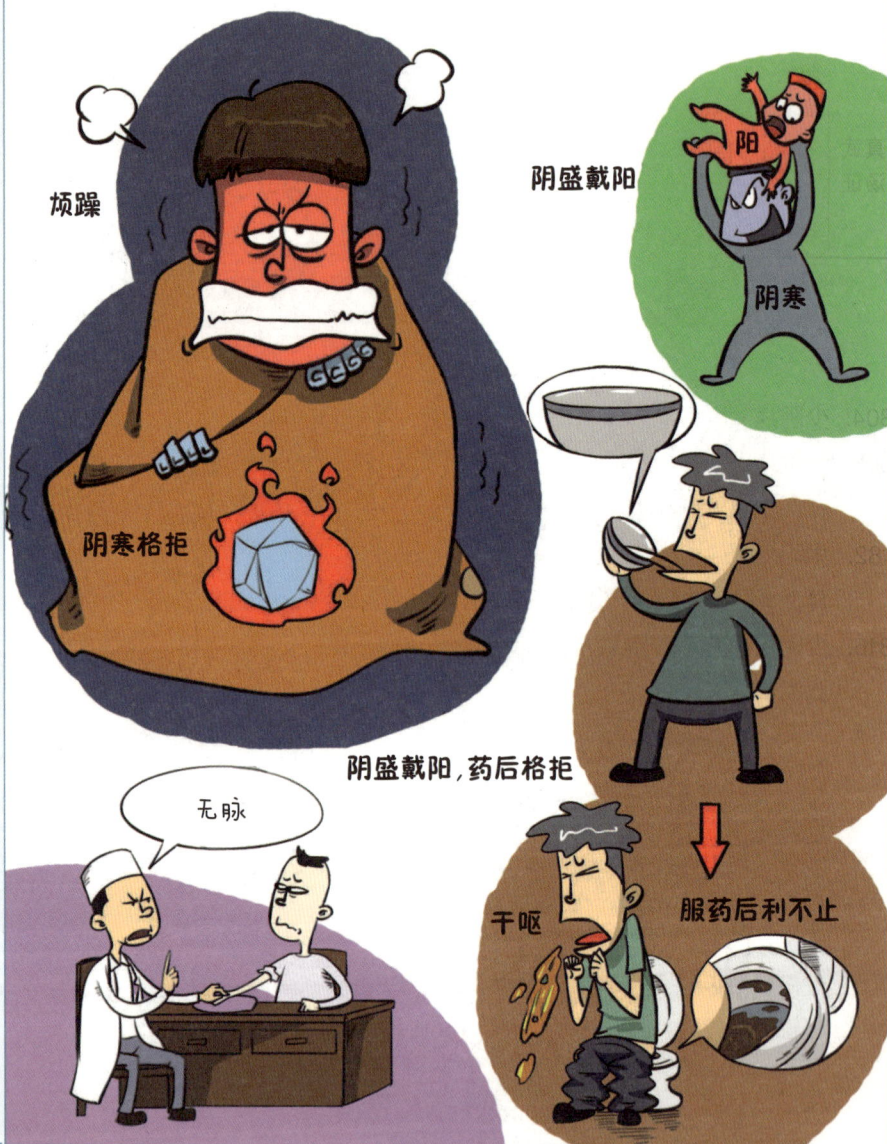

白通加猪胆汁汤证

烦躁

阴盛戴阳

阳

阴寒

阴寒格拒

阴盛戴阳，药后格拒

无脉

干呕

服药后利不止

二十、附子汤证与真武汤证

证型	病机		主证		治则		方药		鉴别要点	原文
附子汤证	阳气虚衰	寒气凝滞营血不利	恶寒,脉沉,舌质淡	身体痛,手足寒,骨节痛,背恶寒,口中和	温阳	逐寒,补益元气	附子、茯苓、白芍、白术	人参	病重在寒凝经脉,治以温补为主	304、305
真武汤证		寒水泛溢		心悸,头眩,身瞤动,振振欲擗地,小便不利,四肢沉重疼痛,腹痛,下利		利水		生姜	病重在寒水泛溢,治以温散为主	82、316

附子汤证

304. 少阴病,得之一二日,口中和,其背恶寒者,当灸之,附子汤主之。

305. 少阴病,身体痛,手足寒,骨节痛,脉沉者,附子汤主之。

真武汤证

82. 太阳病发汗,汗出不解,其人仍发热,心下悸,头眩,身瞤动,振振欲擗地者,真武汤主之。

316. 少阴病,二三日不已,至四五日,腹痛,小便不利,四肢沉重疼痛,自下利者,此为有水气。其人或咳,或小便利,或下利,或呕者,真武汤主之。

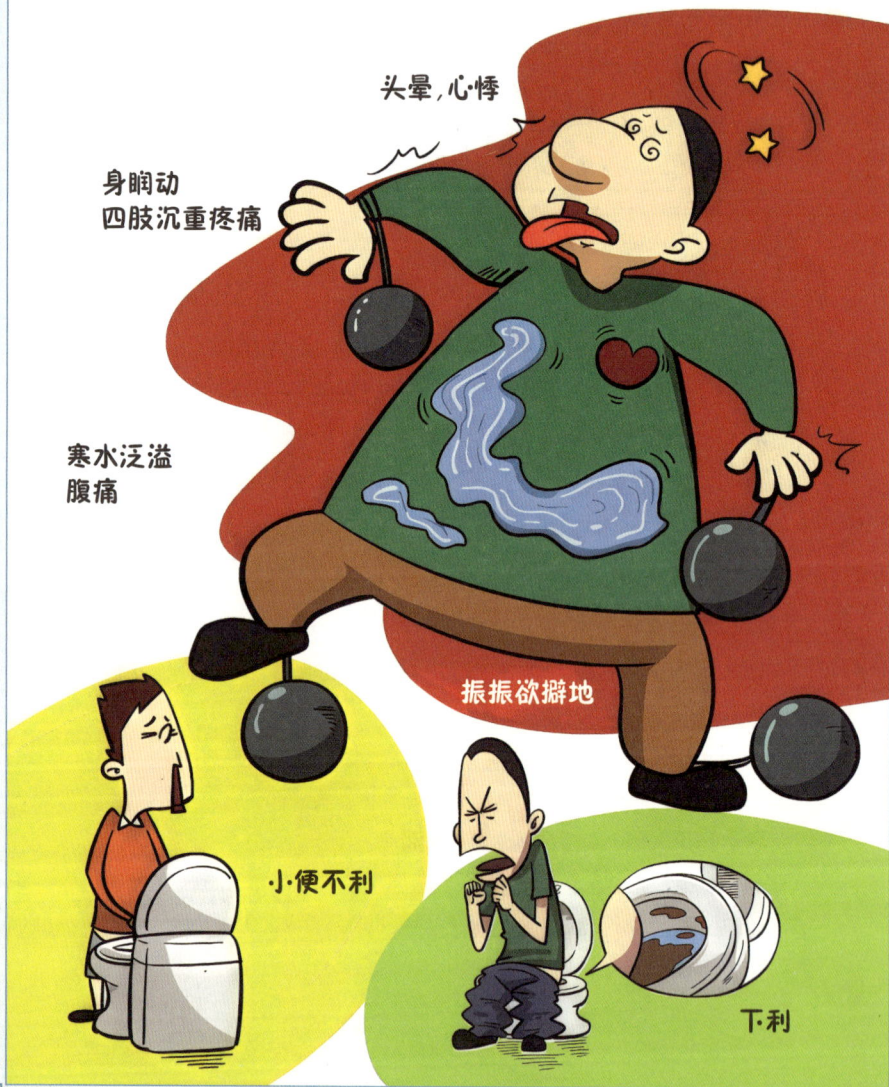

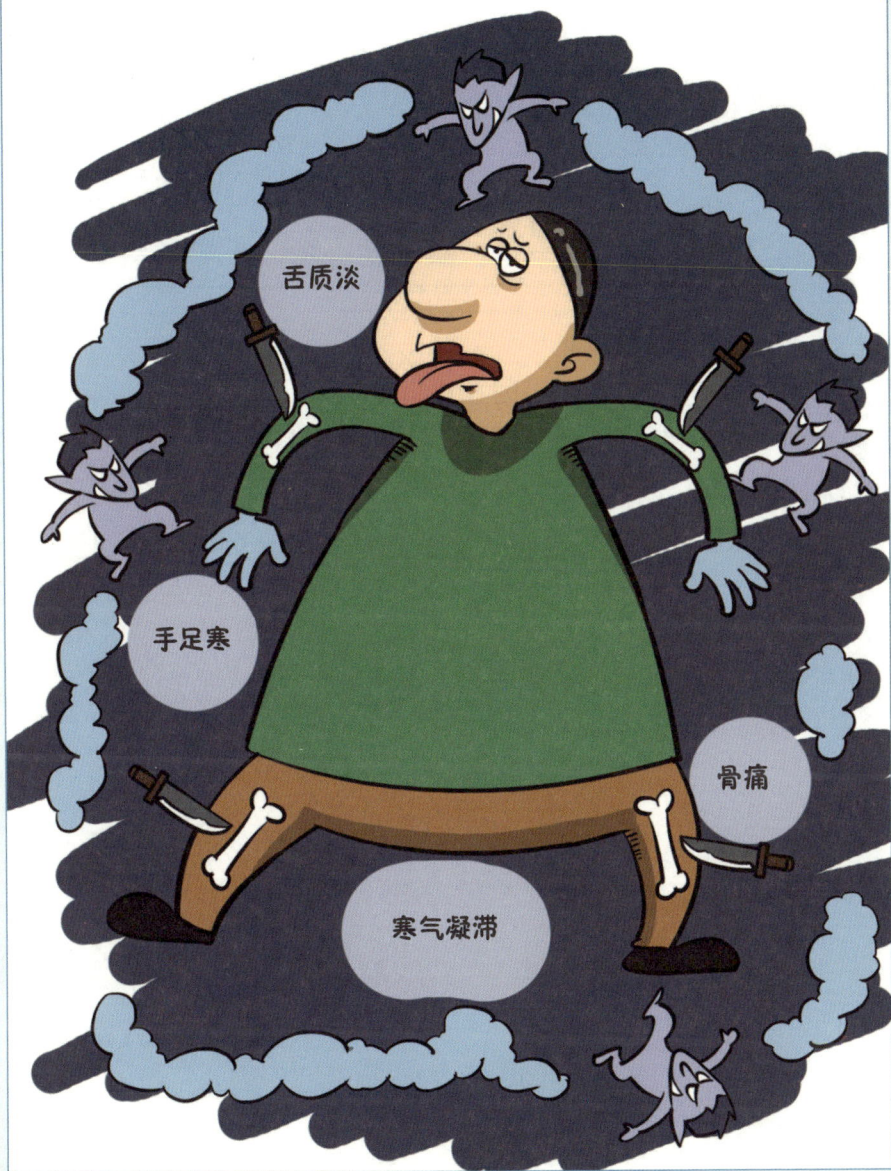

附子汤证

舌质淡

手足寒

骨痛

寒气凝滞

二十一、附子汤证、桂枝新加汤证与麻黄汤证

证型	病机	主证		治则	方药	鉴别要点	原文
附子汤证	阳虚阴盛，寒凝筋骨		手足寒，骨节痛，背恶寒，口中和，脉沉	温阳补气	附子、茯苓、白芍、白术、人参	兼恶寒，肢冷，脉沉之阳虚阴盛证	305
桂枝新加汤证	营气不足，筋脉失养	身疼痛	脉沉迟	益气养阴	桂枝、芍药、人参、生姜、大枣、甘草	表证汗后，脉沉迟	62
麻黄汤证	寒邪外束，经脉不利		腰痛，骨节疼，恶风，无汗，喘，脉浮紧	辛温解表	麻黄、桂枝、杏仁、甘草	兼无汗，脉浮紧等太阳表实证	35

麻黄汤证

35. 太阳病，头痛发热，身疼腰痛，骨节疼痛，恶风，无汗而喘者，麻黄汤主之。

桂枝新加汤证

62. 发汗后，身疼痛，脉沉迟者，桂枝加芍药生姜各一两人参三两新加汤主之。

附子汤证

305. 少阴病，身体痛，手足寒，骨节痛，脉沉者，附子汤主之。

附子汤证

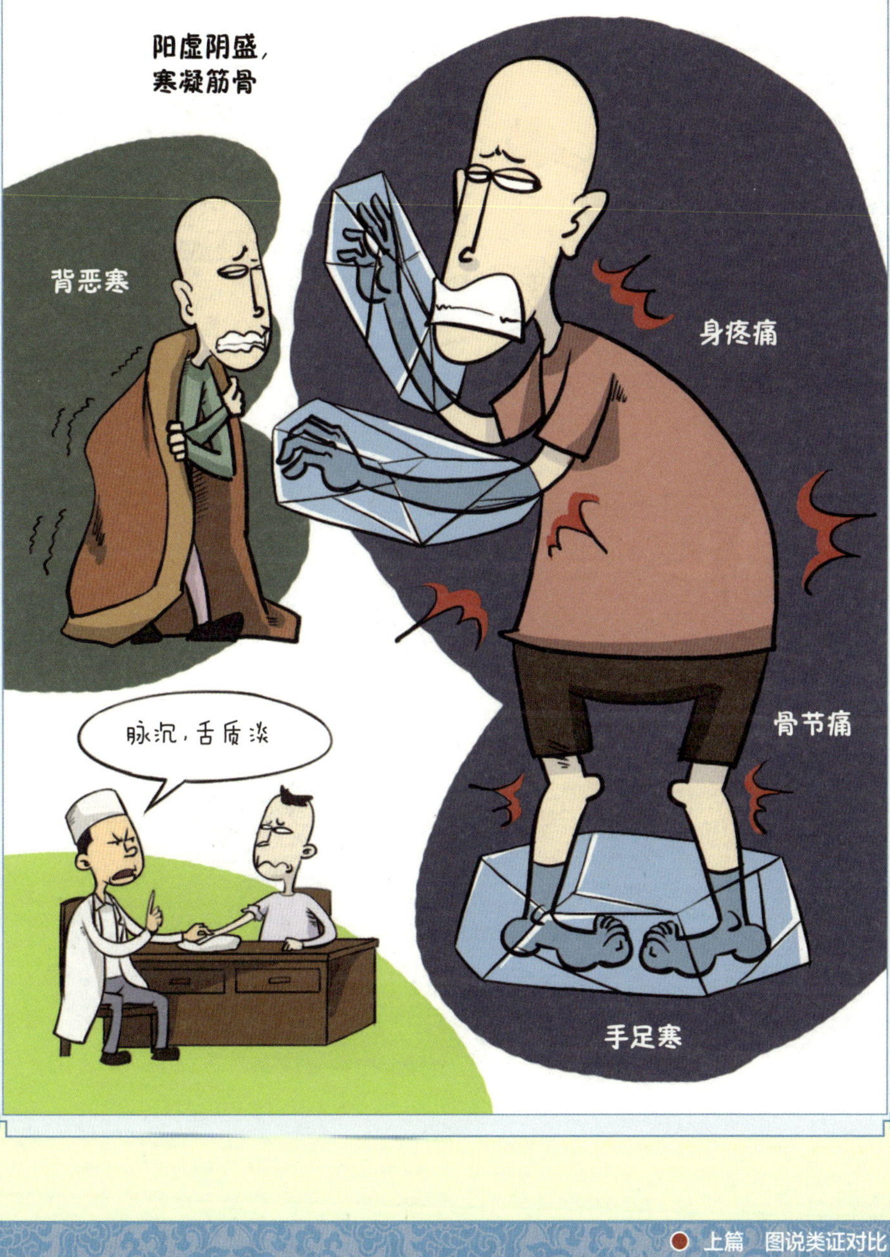

阳虚阴盛，
寒凝筋骨

背恶寒

身疼痛

骨节痛

脉沉，舌质淡

手足寒

桂枝新加汤证

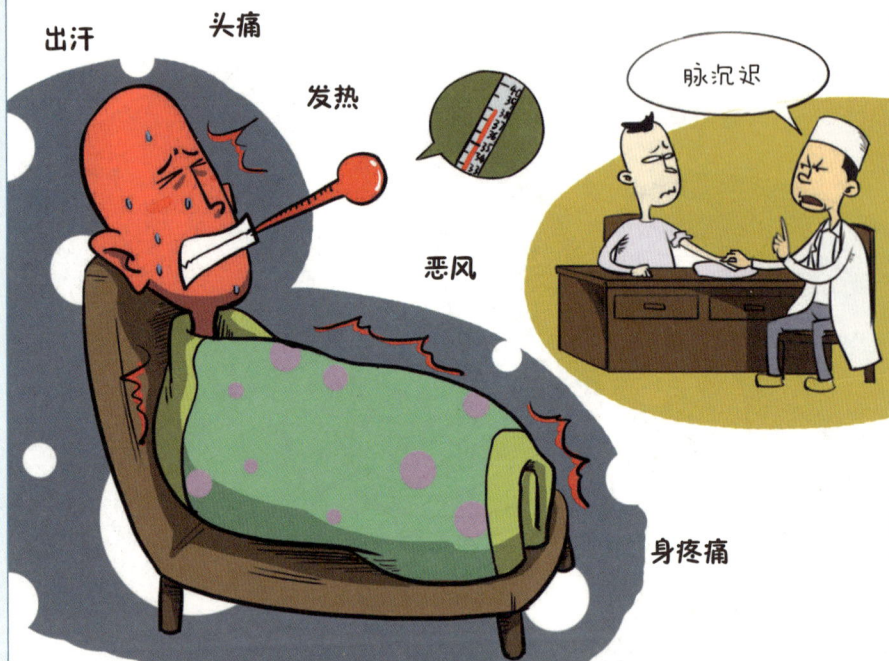

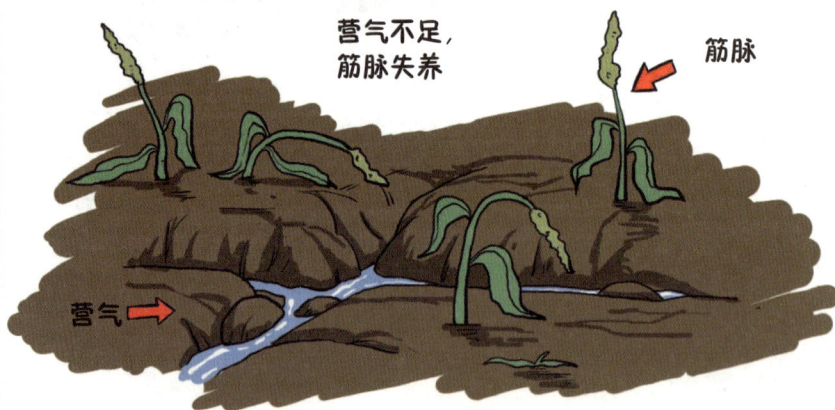

出汗　头痛
发热
恶风

脉沉迟

身疼痛

营气不足，
筋脉失养

筋脉

营气

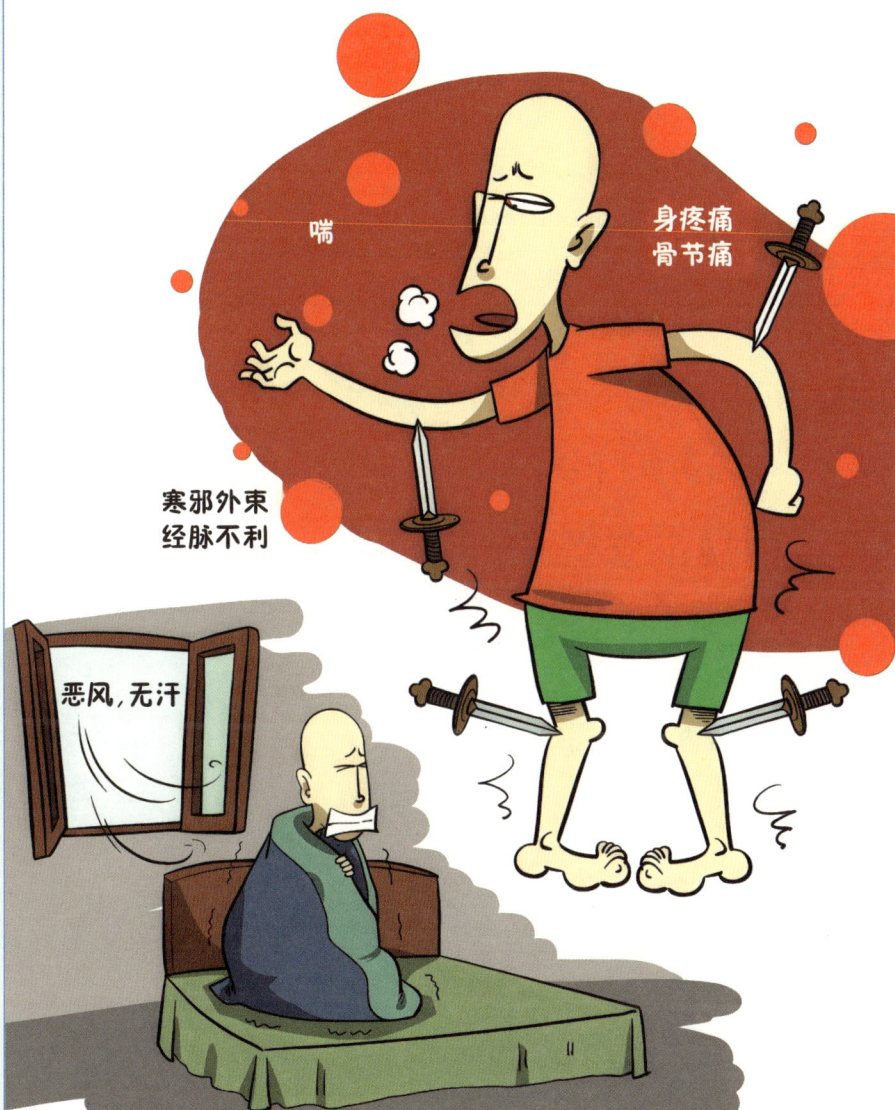

麻黄汤证

喘

身疼痛
骨节痛

寒邪外束
经脉不利

恶风,无汗

上篇　图说类证对比

二十二、真武汤证与茯苓桂枝白术甘草汤证

证型	病机		主证		治则		方药		鉴别要点	原文
真武汤证	水气内停	肾阳虚衰寒水泛溢	头眩，小便不利	心悸，头眩，身瞤动，振振欲擗地，小便不利，四肢沉重疼痛，腹痛，自下利	利水	温阳	茯苓、白术	生姜、芍药、附子	心肾受伤不能主水，病情较重	82、316
茯苓桂枝白术甘草汤证		脾虚失运		心下逆满，气上冲胸，起则头眩，脉沉紧		健脾		桂枝、甘草	脾阳受伤不能制水，病情较轻	67

真武汤证

82. 太阳病发汗，汗出不解，其人仍发热，心下悸，头眩，身瞤动，振振欲擗地者，真武汤主之。

316. 少阴病，二三日不已，至四五日，腹痛，小便不利，四肢沉重疼痛，自下利者，此为有水气。其人或咳，或小便利，或下利，或呕者，真武汤主之。

茯苓桂枝白术甘草汤证

67. 伤寒若吐、若下后，心下逆满，气上冲胸，起则头眩，脉沉紧，发汗则动经，身为振振摇者，茯苓桂枝白术甘草汤主之。

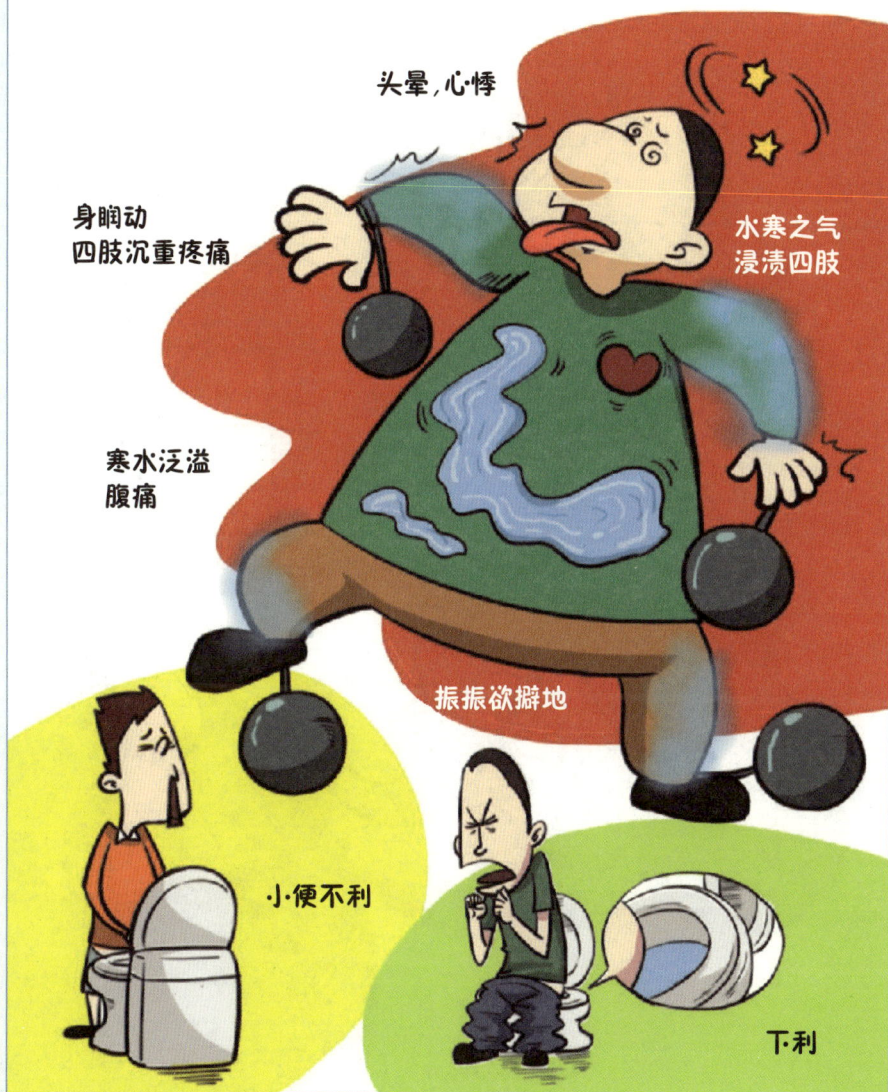

真武汤证

头晕，心悸

身瞤动
四肢沉重疼痛

水寒之气
浸渍四肢

寒水泛溢
腹痛

振振欲擗地

小便不利

下利

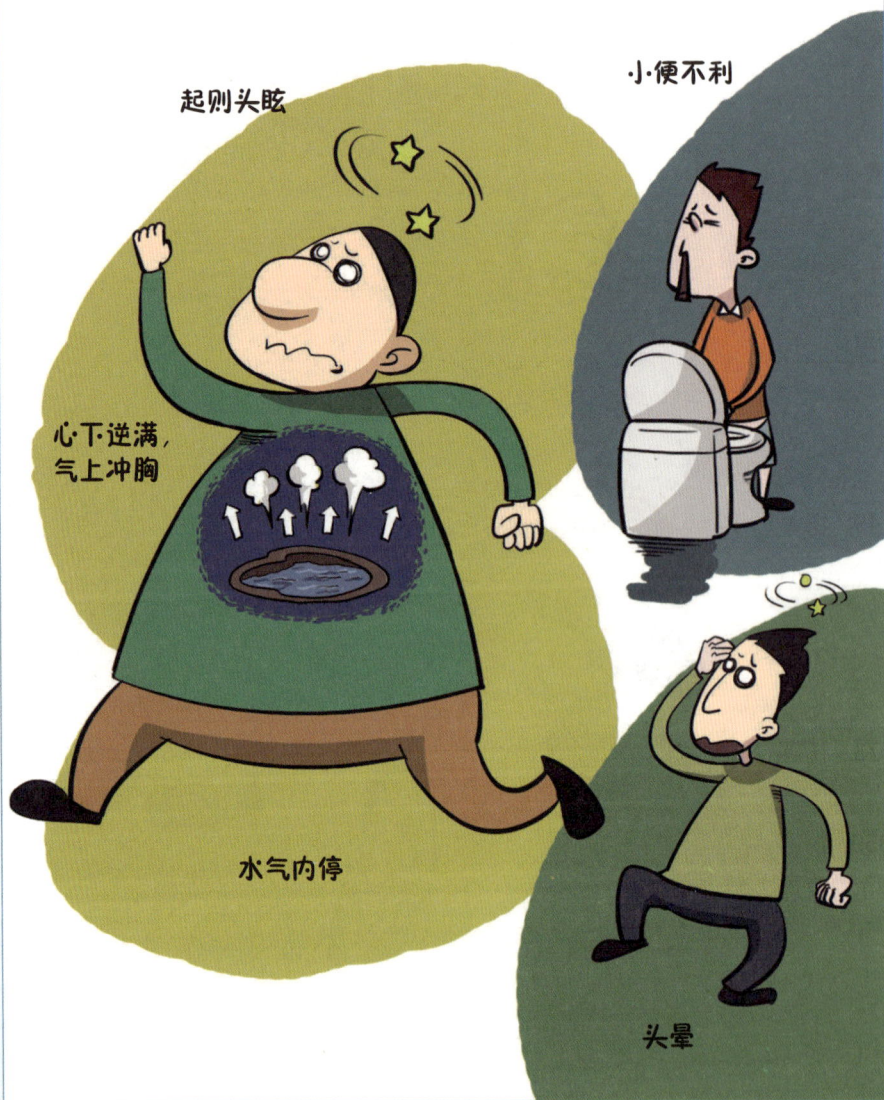

茯苓桂枝白术甘草汤证

起则头眩

小便不利

心下逆满，
气上冲胸

水气内停

头晕

二十三、半夏泻心汤证、黄连汤证与干姜黄芩黄连人参汤证

证型	病机		主证		治则		方药		鉴别要点	原文
半夏泻心汤证		寒热错杂	心下痞满不痛,肠鸣		寒温并用			黄芩、半夏、甘草、大枣	心下痞满不痛	149
黄连汤证	脾胃升降失调	上热下寒	呕吐	腹中痛	和中降逆	清上温下	黄连、干姜、人参	桂枝、半夏、甘草、大枣	腹中痛欲呕吐,或兼表邪未除	173
干姜黄芩黄连人参汤证		寒热格拒		下利,食入口即吐		清上温下		黄芩	食入即吐,兼见下利	359

半夏泻心汤证

149. 伤寒五六日,呕而发热者,柴胡汤证具。而以他药下之,柴胡证仍在者,复与柴胡汤。此虽已下之,不为逆,必蒸蒸而振,却发热汗出而解。若心下满而疖痛者,此为结胸也,大陷胸汤主之;但满而不痛者,此为痞,柴胡不中与之,宜半夏泻心汤。

黄连汤证

173. 伤寒,胸中有热,胃中有邪气,腹中痛,欲呕吐者,黄连汤主之。

干姜黄芩黄连人参汤证

359. 伤寒,本自寒下,医复吐下之,寒格,更逆吐下,若食入口即吐,干姜黄芩黄连人参汤主之。

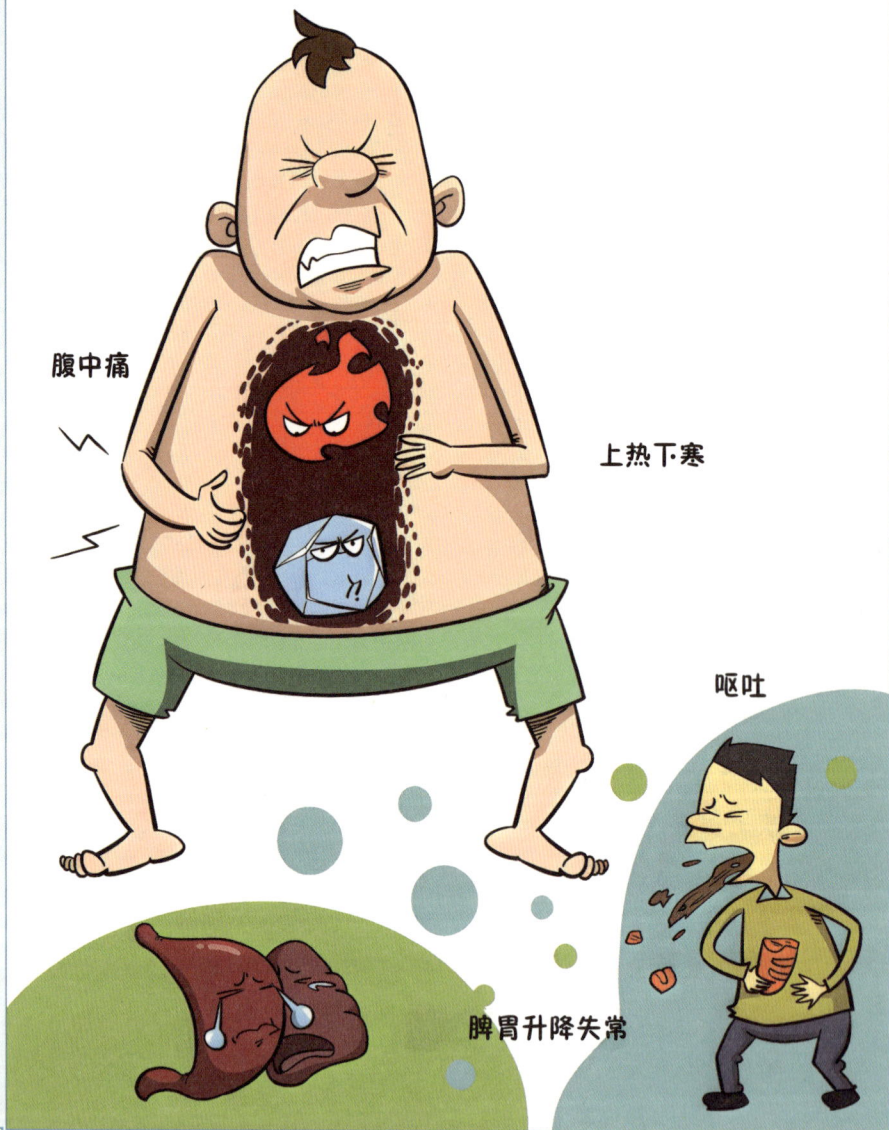

黄连汤证

腹中痛

上热下寒

呕吐

脾胃升降失常

呕吐或食入即吐,寒热格拒,
脾胃升降失常,下利

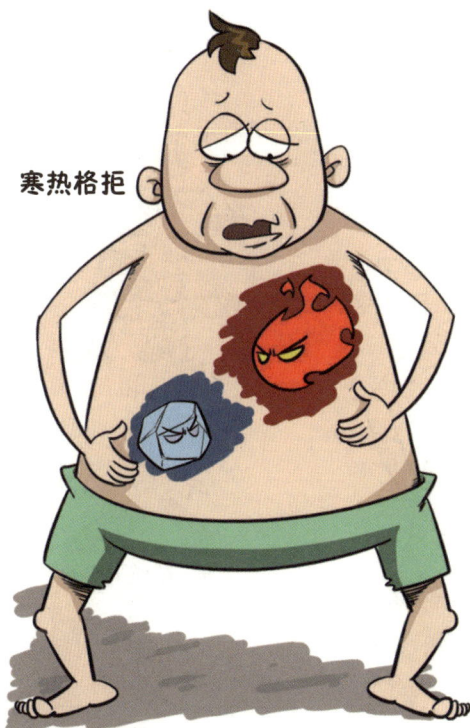

寒热格拒

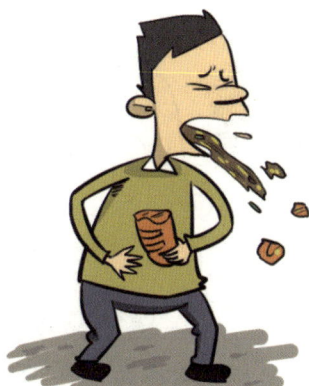

呕吐或食入即吐

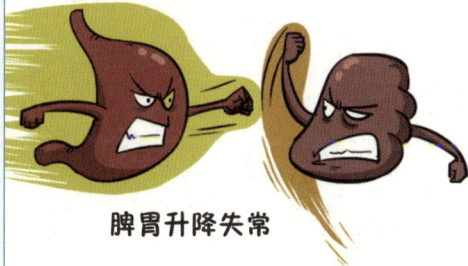

脾胃升降失常

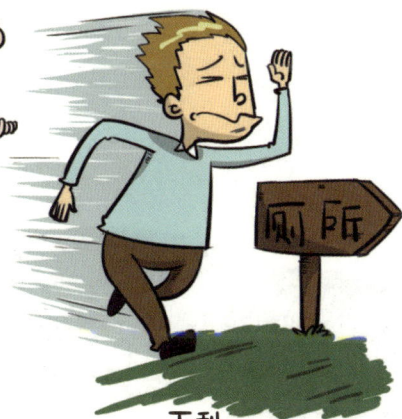

下利

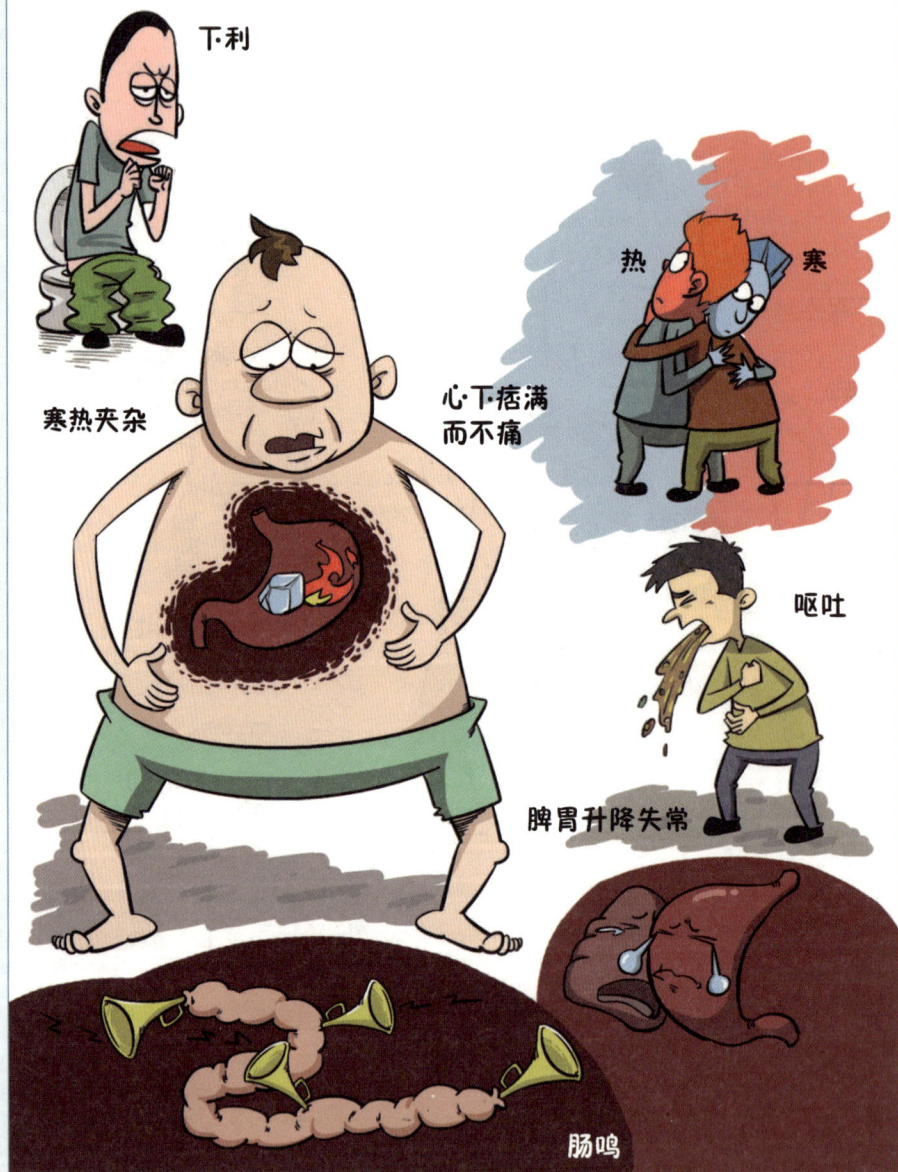

半夏泻心汤证

寒热夹杂，心下痞满而不痛，
脾胃升降失常，肠鸣，呕吐，下利

下利

热　寒

寒热夹杂

心下痞满
而不痛

呕吐

脾胃升降失常

肠鸣

证型	病机	主证		治则	方药		鉴别要点	原文
蛔厥证	阴阳气不相顺接	寒热错杂，蛔虫内扰，气机逆乱，阳气不达	四肢厥冷	其人当吐蛔，烦，须臾复止，得食而吐，又烦	温阳泄热，安蛔止痛	乌梅丸	细辛、桂枝、乌梅、干姜、黄连、当归、附子、蜀椒、黄柏、人参	肢冷吐蛔，烦而不躁，时作时止，预后尚可	338
脏厥证		脏气虚衰，无阳外敷		脉微而厥，肤冷，其人躁无暂安时	回阳救逆，益气宁神	茯苓四逆汤	干姜、附子、甘草、茯苓、人参	厥甚肤冷，躁而不烦，无暂安时，预后不良	338

蛔厥证、脏厥证

338. 伤寒，脉微而厥，至七八日肤冷，其人躁无暂安时者，此为脏厥，非蛔厥也。蛔厥者，其人当吐蛔。今病者静而复时烦者，此为脏寒。蛔上入其膈，故烦，须臾复止，得食而呕，又烦者，蛔闻食臭出。其人常自吐蛔。蛔厥者，乌梅丸主之。又主久利。

脏厥证

脏气虚衰，无阳外敷

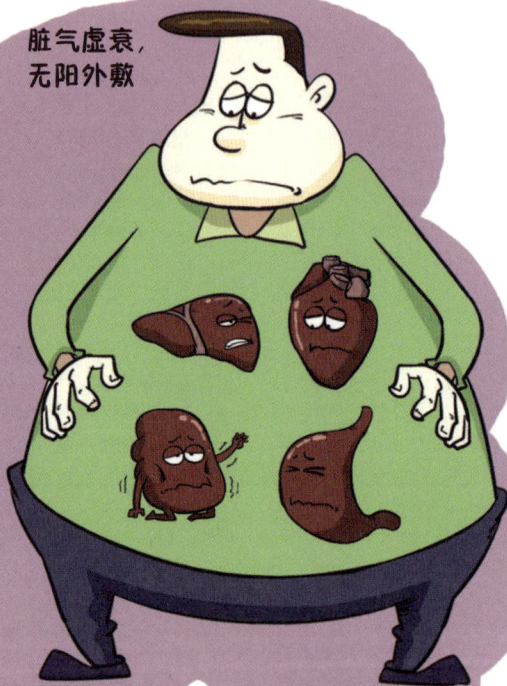

其人躁无暂安时

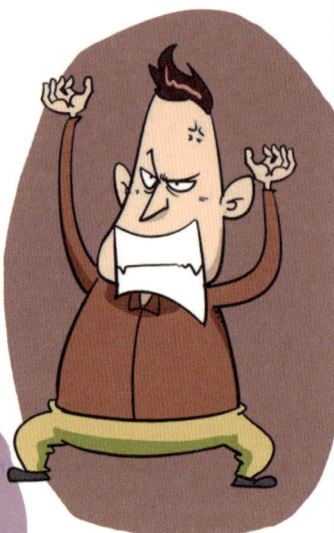

阴阳气不相顺接

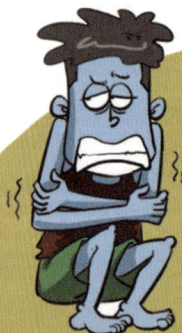

脉微而厥

四肢厥冷

周身肌肤寒冷

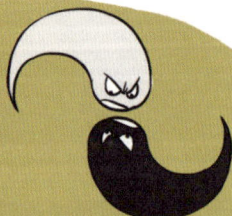

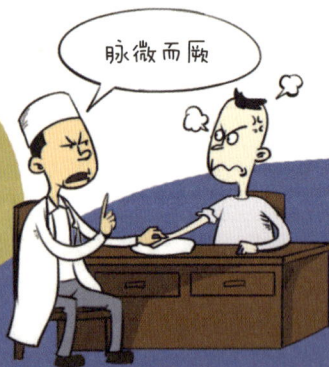

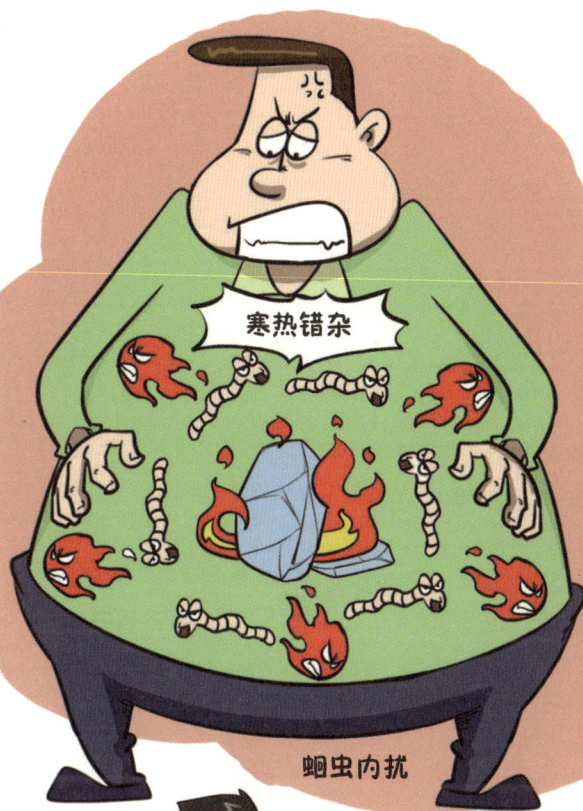

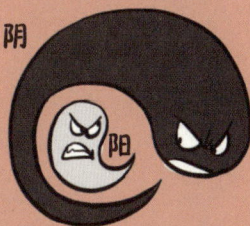

蛔厥证

寒热错杂

阴阳气不相顺接

阴

阳

阳气不达于外

蛔虫内扰

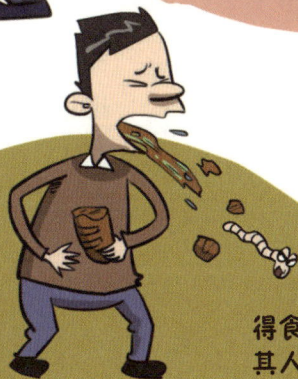

得食而吐，又烦
其人当吐蛔，心烦

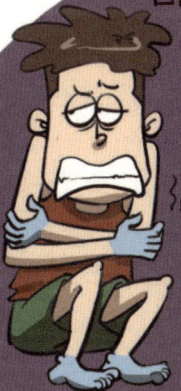

四肢厥冷

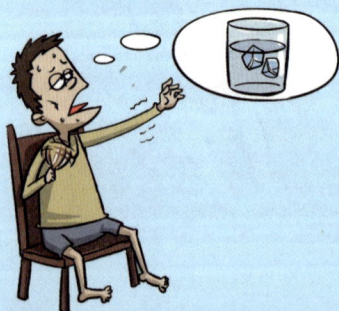

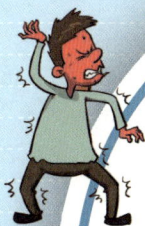

下篇

图说经典案例

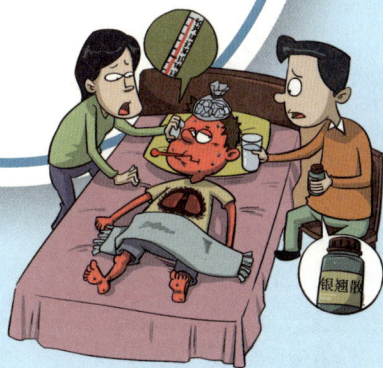

一、桂枝汤证

余尝于某年夏，治一同乡杨兆彭病。先，其人畏热，启窗而卧，周身热汗淋漓，风来适体，乃即睡去。夜半，觉冷，覆被再睡，其冷不减，反加甚。次日，诊之，病者头有汗，手足心有汗，背汗不多，周身汗亦不多，当予桂枝汤原方：

桂枝三钱　白芍三钱　甘草一钱　生姜三片　大枣三枚

又次日，未请复诊。后以他病来乞治，曰："前次服药后，汗出不少，病遂告瘥。药力何其峻也？"然安知此方乃吾之轻剂乎？

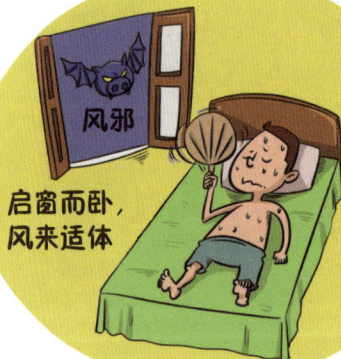

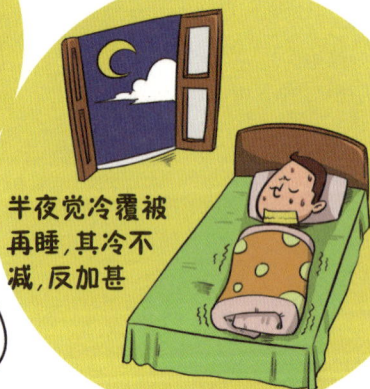

桂枝汤证病案

周身热汗淋漓
乃即睡去

启窗而卧，
风来适体

半夜觉冷覆被
再睡，其冷不
减，反加甚

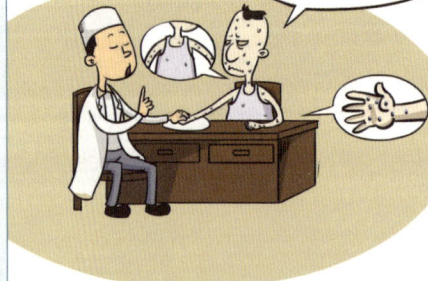

桂枝汤证是也

头有汗，手足心
有汗，背汗和全
身汗都不多

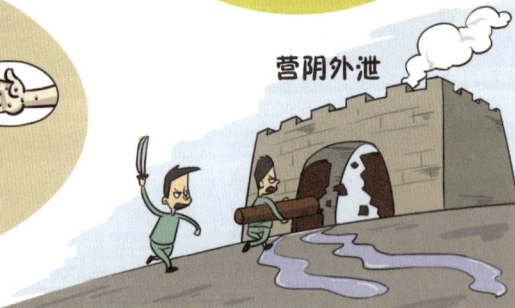

营阴外泄

二、麻黄汤证

范左　伤寒,六七日,形寒发热,无汗,而喘,头项腰脊强痛,两脉浮紧,为不传也,麻黄汤主之。

麻黄一钱　桂枝一钱　炙草八分　杏仁三钱

【佐景按】此吾师早年之方也,规其药量之轻,可以证矣。师近日所疏麻桂之量,常在三五钱之间,因是一剂即可愈疾。师常诏余侪曰:予之用大量,实由渐逐加而来,非敢以人命为儿戏也。夫轻剂愈疾也缓,重量愈病也迅。医者以愈病为职者也,然则予之用重量,又岂得已也哉?

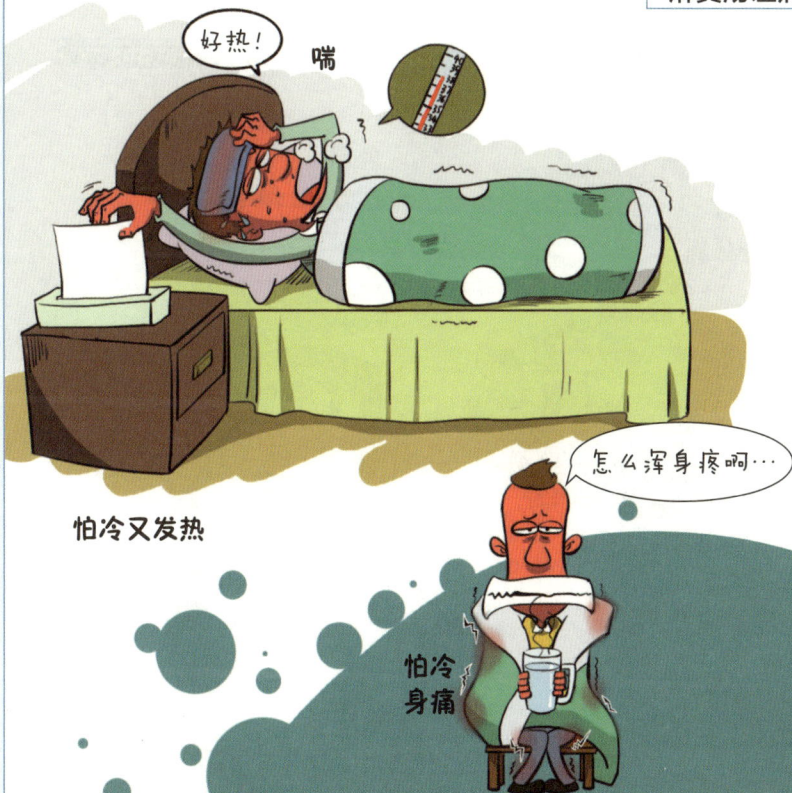

怕冷又发热

麻黄汤证病案

好热！　喘

怎么浑身疼啊…

怕冷身痛

三、葛根汤证

葛根汤方治取效之速，与麻黄汤略同。且此证兼有渴饮者。予近日在陕州治夏姓一妇见之。其证太阳穴剧痛，微恶寒，脉浮紧，口燥，予用：

葛根六钱　麻黄二钱　桂枝三钱　白芍三钱　生草一钱　天花粉四钱　枣七枚

按诊病时已在南归之前晚，亦未暇问其效否。及明日，其夫送至车站，谓夜得微汗，证已全愈矣。予盖因其燥渴，参用栝蒌桂枝汤意。吾愿读经方者，皆当临证化裁也。

【按】本案为吾师所亲撰。夏姓妇所病者即太阳温病也。向使吾师用葛根汤原方，未始不可优治之。今又以花粉易生姜，则更为恰切。

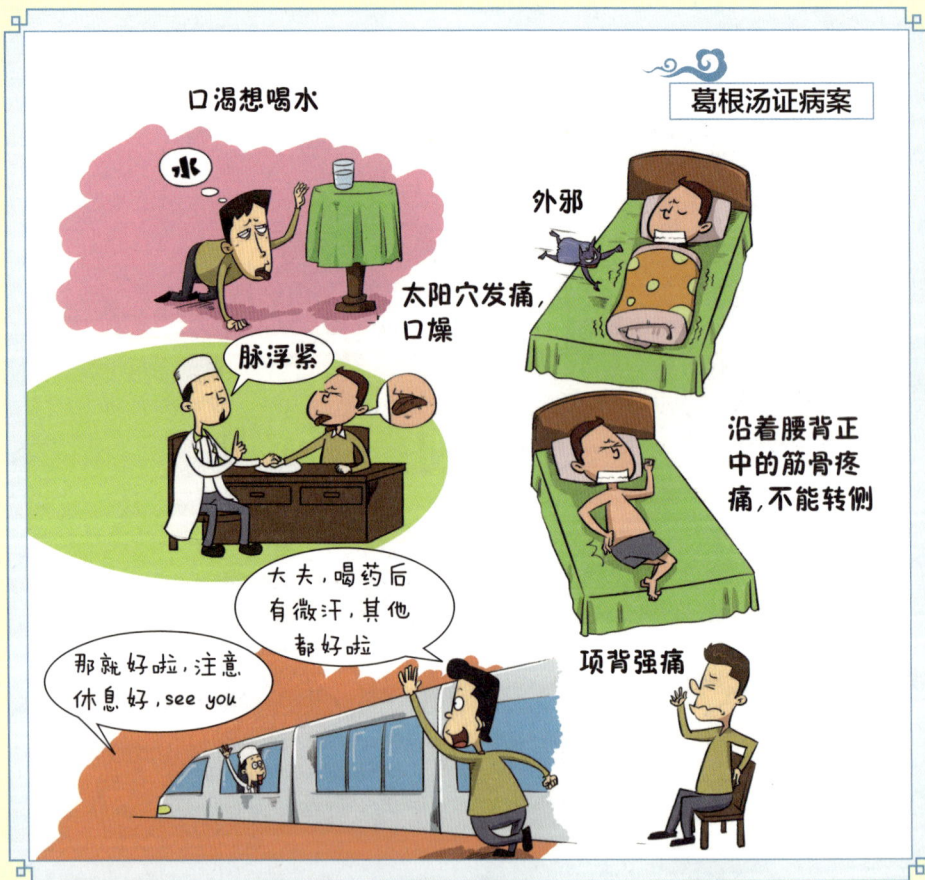

口渴想喝水

水

脉浮紧

葛根汤证病案

外邪

太阳穴发痛，口燥

沿着腰背正中的筋骨疼痛，不能转侧

大夫，喝药后有微汗，其他都好啦

那就好啦，注意休息好，see you

项背强痛

四、小青龙汤证

张志明先生　住五洲大药房　初诊十月十八日　暑天多水浴,因而致咳,诸药乏效,遇寒则增剧,此为心下有水气,小青龙汤主之。

净麻黄钱半　川桂枝钱半　大白芍二钱　生甘草一钱　北细辛钱半

五味子钱半　干姜钱半　姜半夏三钱

二诊十月二十。咳已全愈,但觉微喘耳,此为余邪,宜三拗汤轻剂,夫药味以稀为贵。

净麻黄六分　光杏仁三钱　甘草八分

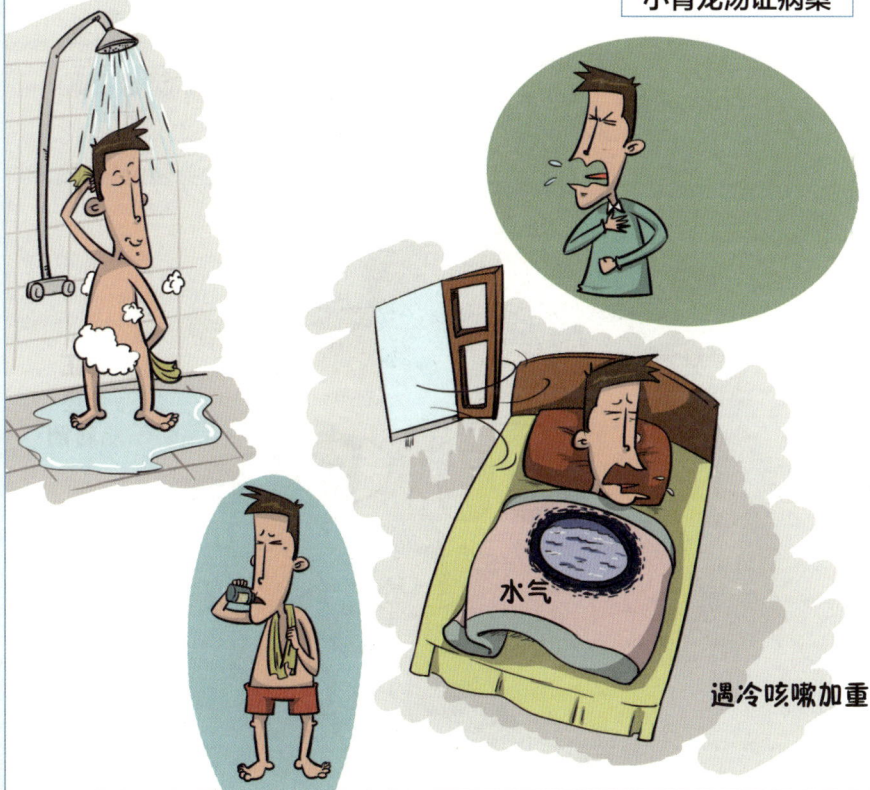

小青龙汤证病案

水气

遇冷咳嗽加重

五、白虎汤证

住三角街梅寄里屠人吴某之室,病起四五日,脉大身热,大汗,不谵语,不头痛,唯口中大渴。时方初夏,思食西瓜,家人不敢以应,乃延予诊。予曰:此白虎汤证也。随书方如下:

生石膏一两　　肥知母八钱　　生甘草三钱　　洋参一钱　　粳米一小杯

服后,渴稍解。知药不误,明日再服原方。至第三日,仍如是,唯较初诊时略安,本拟用犀角地黄汤,以其家寒,仍以白虎原剂,增石膏至二两,加赤芍一两、丹皮一两、生地一两、大小蓟五钱,并令买西瓜与食,二剂略安,五剂全愈。

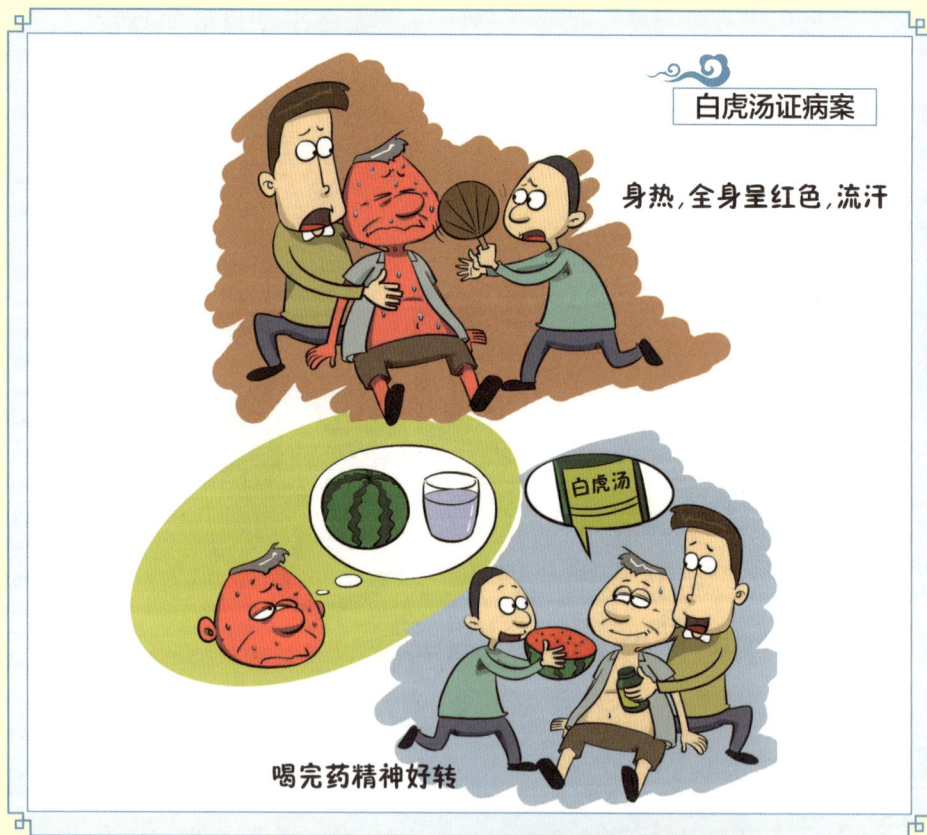

白虎汤证病案

身热,全身呈红色,流汗

白虎汤

喝完药精神好转

六、麻黄杏仁甘草石膏汤证

钟右　住圣母院路　初诊十一月初三日　伤寒七日，发热无汗，微恶寒，一身尽疼，咯痰不畅，肺气闭塞使然也。痰色黄，中已化热，宜麻黄杏仁甘草石膏汤加浮萍。

净麻黄三钱　光杏仁五钱　生石膏四钱　青黛四分　司打生草三钱
浮萍三钱

二诊十一月初四日　昨进麻杏甘石汤加浮萍，汗泄而热稍除，唯咳嗽咯痰不畅，引胸腹而俱痛，脉仍浮紧，仍宜前法以泄之。

净麻黄三钱五分　生甘草二钱　生石膏六钱　薄荷末一钱　同打　光杏仁四钱
苦桔梗五钱　生薏仁一两　中川朴二钱　苏叶五钱

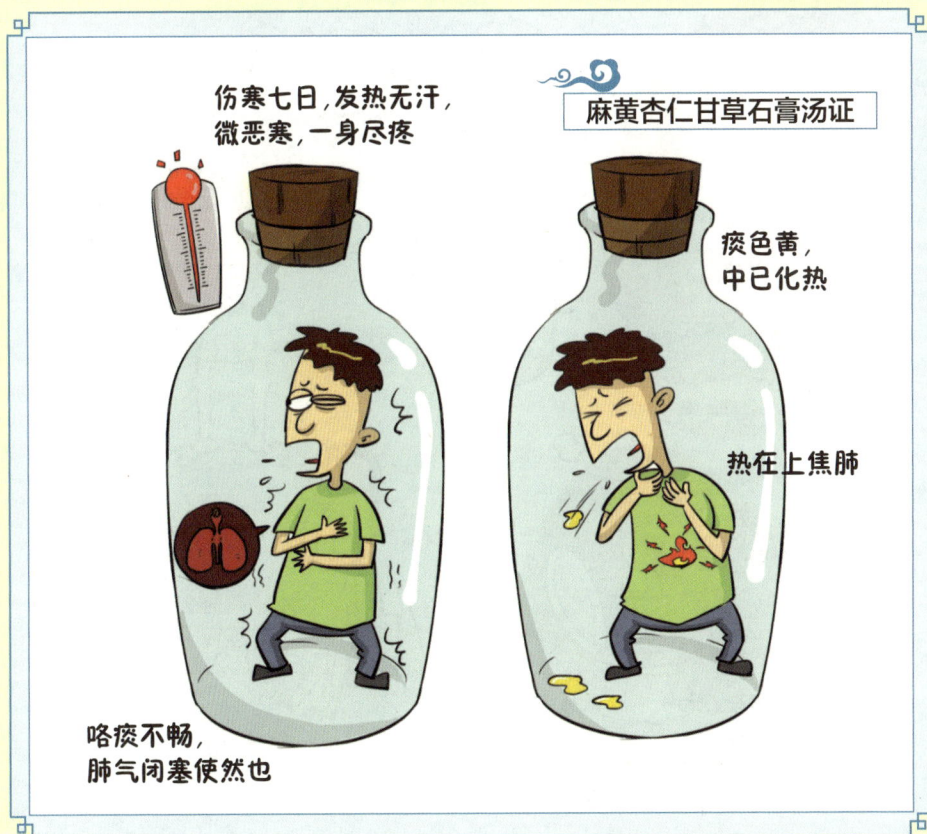

伤寒七日，发热无汗，微恶寒，一身尽疼

麻黄杏仁甘草石膏汤证

痰色黄，中已化热

热在上焦肺

咯痰不畅，肺气闭塞使然也

七、大承气汤证

方左 病延二候，阙上痛，渴饮，大便八日不行，脉实，虽今见心痛彻背，要以大承气汤主治。

生川军四钱,后入 小枳实四钱 中川朴一钱 芒硝二钱,后入 全瓜蒌五钱

拙巢注：下后胸膈顿宽，唯余邪未尽，头尚晕，乃去硝黄，再剂投之，即愈。

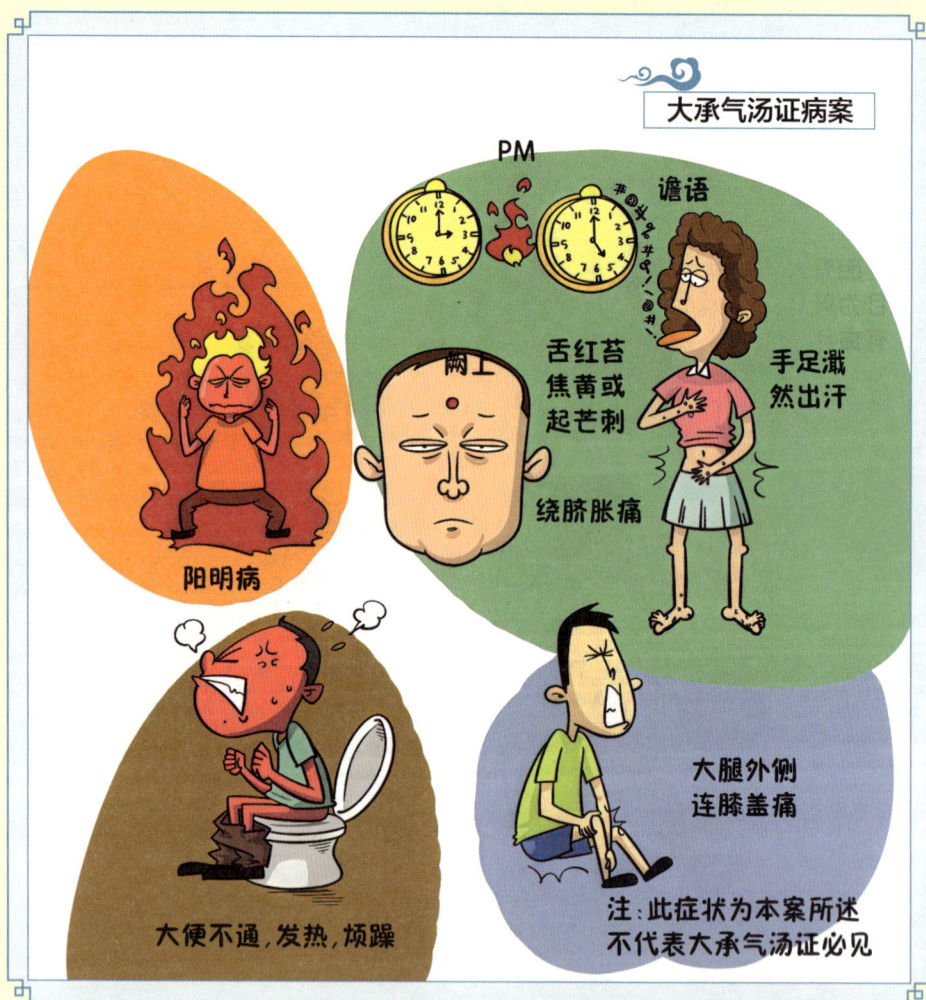

大承气汤证病案

PM

谵语

阙上

舌红苔焦黄或起芒刺

手足濈然出汗

阳明病

绕脐胀痛

大便不通,发热,烦躁

大腿外侧连膝盖痛

注：此症状为本案所述不代表大承气汤证必见

八、小柴胡汤证

齐秉慧医案：治一妇人，寒热闲作，口苦咽干，头痛两侧，默不饮食，眼中时见红影动，其家以为雷号，来请诊。齐曰：非也，乃少阳胆热溢于肝经，目为肝窍，热乘肝胆，而眼昏花耳。用小柴胡汤和解少阳，加当归、香附宣通血分，羚羊角泻肝热而清眼目，不数剂而愈。

柴胡 12g　黄芩 9g　法夏 9g　党参 12g　生姜 9g　甘草 3g　大枣 6g
当归 9g　香附 9g　羚羊角末(冲服)1g

小柴胡汤证病案

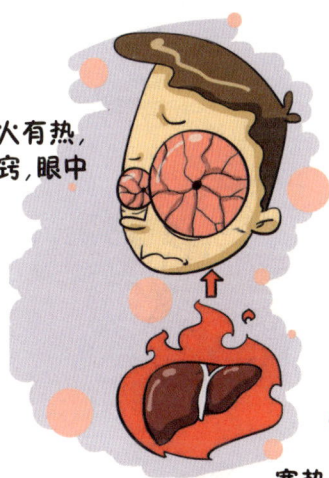

肝胆有火有热，
目为肝窍，眼中
有血丝

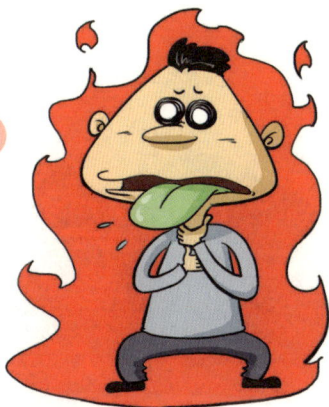

上火，口苦，
咽干，眼晕

寒热闲作

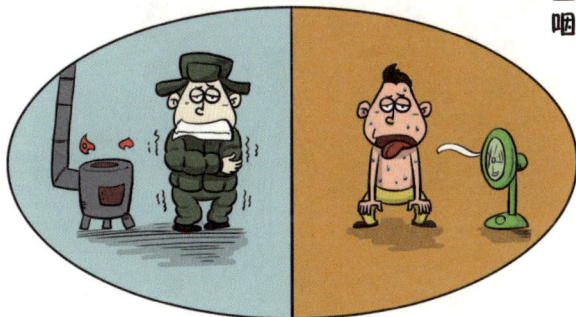

九、桃核承气汤证

住毛家弄鸿兴里门人沈石顽之妹，年未二十，体颇羸弱。一日出外市物，
骤受惊吓，归即发狂，逢人乱殴，力大无穷。石顽亦被击伤腰部，因不能
起。数日后，乃邀余诊。病已七八日矣，狂仍如故。石顽扶伤出见。问之，
方知病者经事二月未行。遂乘睡入室诊察，脉沉紧，少腹似胀。因出谓
石顽曰，此蓄血证也，下之可愈。遂疏桃核承气汤与之。

桃仁一两　生军五钱　芒硝二钱　炙甘草二钱　桂枝二钱　枳实三钱

翌日问之，知服后下黑血甚多，狂止，体亦不疲，且能啜粥，见人羞避不出。
乃书一善后之方与之，不复再诊。

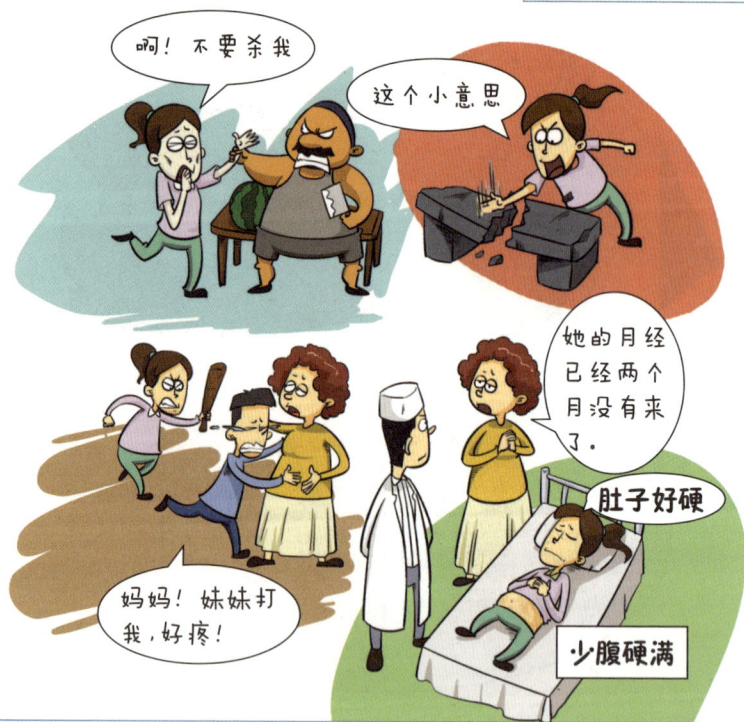

十、炙甘草汤证

律师姚建,现住小西门外大兴街,尝来请诊,眠食无恙,按其脉结代,约十余至一停,或二三十至一停不等,又以事繁,心常跳跃不宁,此仲师所谓心动悸,脉结代,炙甘草汤主之之证是也,因书经方与之,服十余剂而瘥。

炙甘草四钱　生姜三钱　桂枝三钱　潞党参二钱　生地一两

真阿胶二钱　烊冲　麦冬四钱　麻仁四钱　大枣四枚

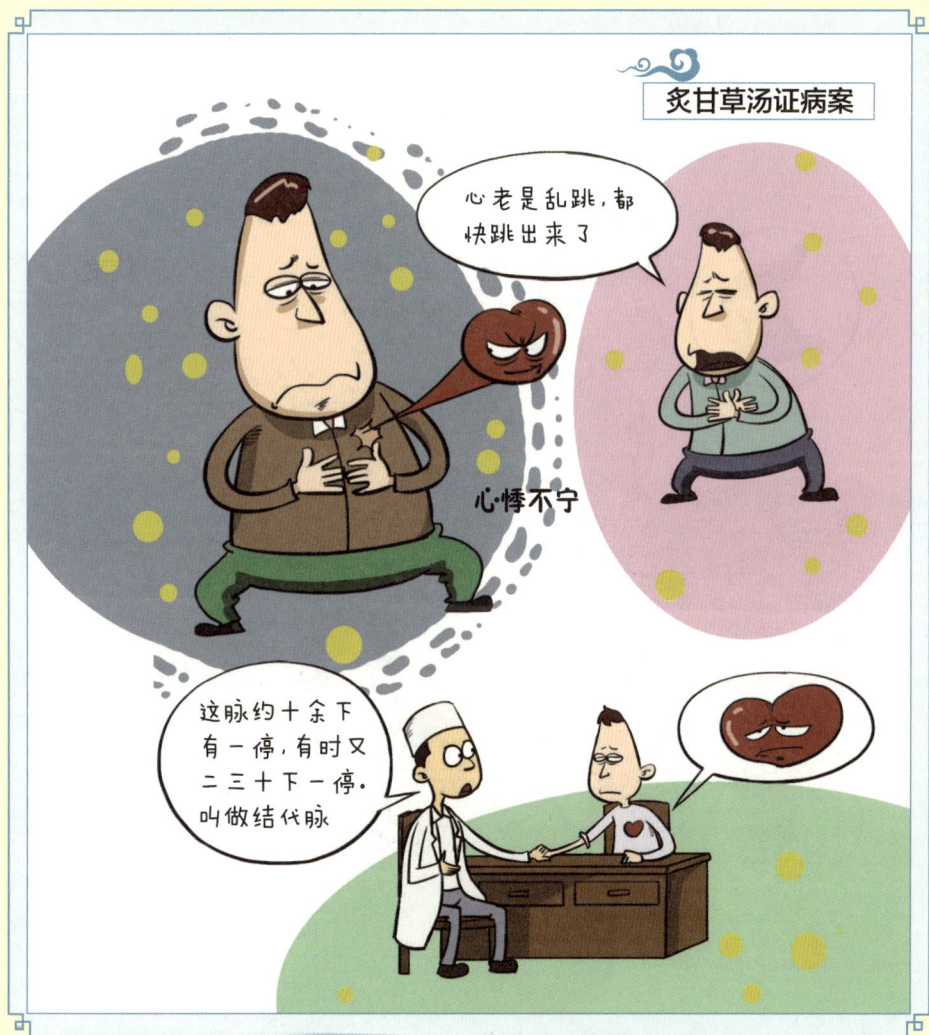

炙甘草汤证病案

心老是乱跳,都快跳出来了

心悸不宁

这脉约十余下有一停,有时又二三十下一停,叫做结代脉

十一、小建中汤证

顾右　十月二十六日　产后,月事每四十日一行,饭后则心下胀痛,日来行经,腹及少腹俱痛,痛必大下,下后忽然中止,或至明日午后再痛,痛则经水又来,又中止,至明日却又来又去,两脉俱弦,此为肝胆乘脾脏之虚,宜小建中加柴芩。

桂枝三钱　生白芍五钱　炙草二钱　软柴胡三钱　酒芩一钱　台乌药钱半
生姜五片　红枣十二枚　饴糖三两

拙巢注:一剂痛止,经停,病家因连服二剂,痊愈。

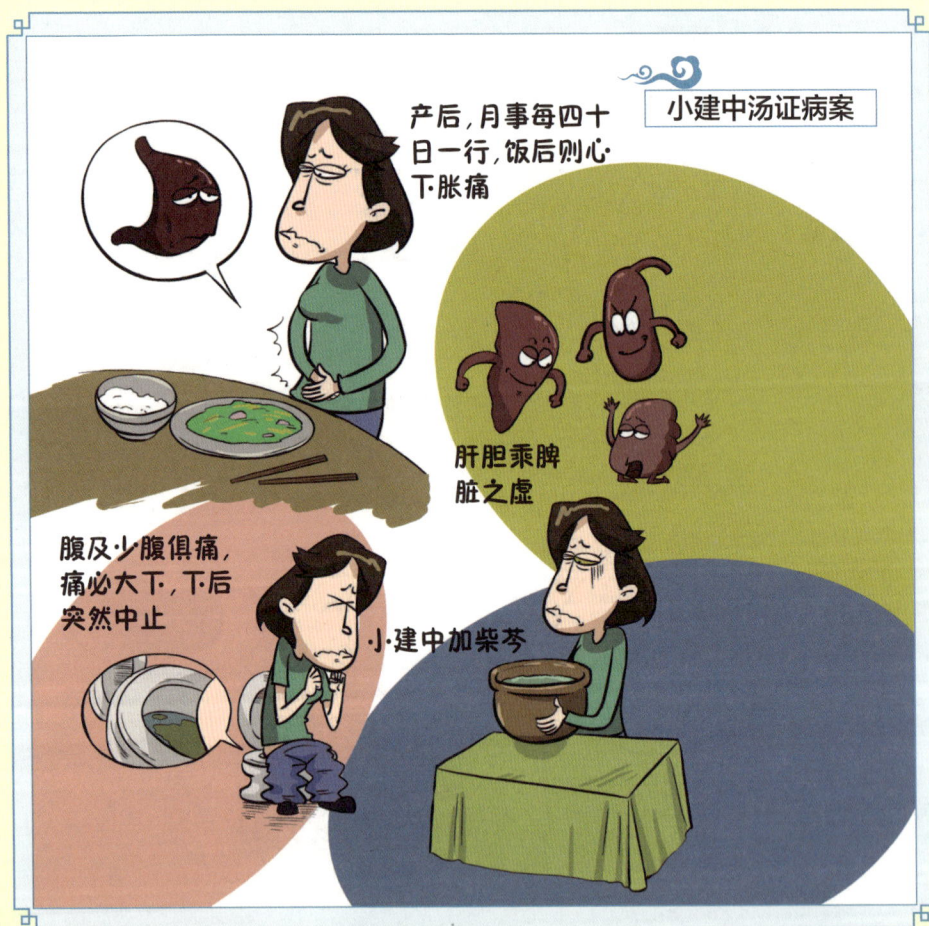

小建中汤证病案

产后,月事每四十日一行,饭后则心下胀痛

肝胆乘脾脏之虚

腹及少腹俱痛,痛必大下,下后突然中止

小建中加柴芩

十二、芍药甘草汤证

四嫂　十一月十三日　足遇多行走时则肿痛,而色紫,始则右足,继乃痛及左足。天寒不可向火,见火则痛剧。故虽甚恶寒,必得耐冷。然天气过冷,则又痛。眠睡至浃晨,而肿痛止,至夜则痛如故。按历节病足亦肿,但肿常不退,今有时退者,非历节也。唯痛甚时筋挛,先用芍药甘草汤以舒筋。

赤白芍各一两　生甘草八钱

拙巢注:二剂愈。

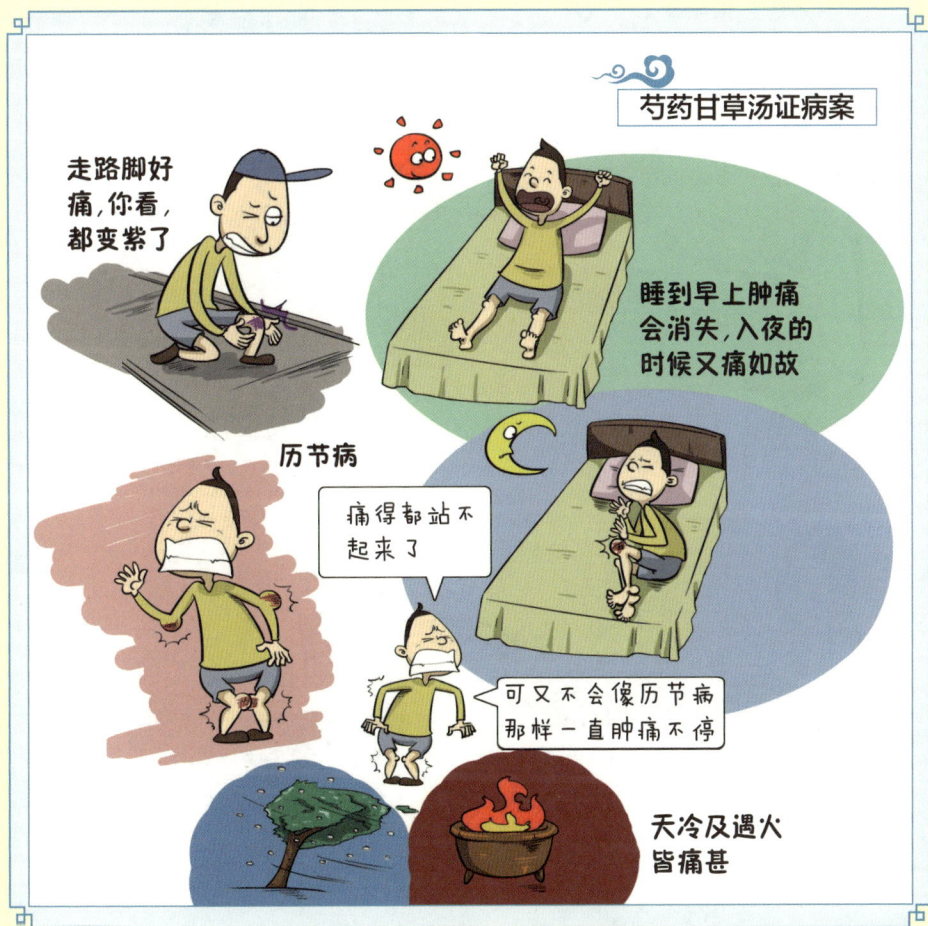

芍药甘草汤证病案

走路脚好痛,你看,都变紫了

睡到早上肿痛会消失,入夜的时候又痛如故

历节病

痛得都站不起来了

可又不会像历节病那样一直肿痛不停

天冷及遇火皆痛甚

十三、真武汤证

滑伯仁医案：治一人，七月内病发热，或令其服小柴胡汤，必二十六剂乃安，如其言服之，未尽二剂，则升散太过，多汗亡阳，恶寒甚，肉瞤筋惕，里虚极而阳不复也，以真武汤，进七八服而愈。

茯苓 9g　炒白术 6g　白芍 6g　生姜 9g　熟附片 3g

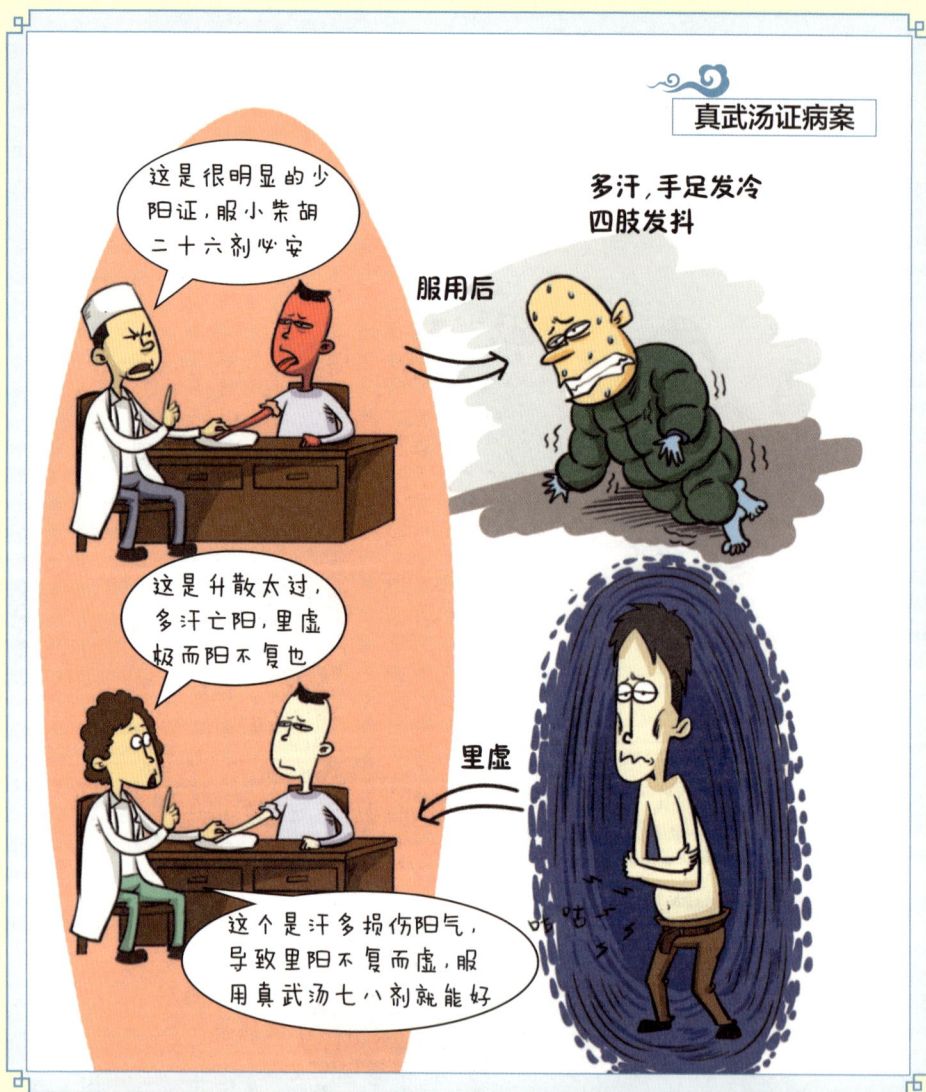

十四、四逆汤证

罗谦甫医案：治一妇人。二月初，患伤寒八九日，请罗治之，脉得沉细而数，四肢逆冷，自利腹痛，目不欲开，两手常抱腋下，昏卧嗜睡，口舌干燥。乃曰：前医留白虎加人参汤一帖，可服否？罗曰：白虎虽云治口燥舌干，若执此一句，亦未然，病人阴证悉具，实非证。仲景云："下利清谷，急当救里，宜四逆汤。"遂以四逆汤150g，加人参、生姜各30g，连须葱白9茎，水五盏，同煎至三盏，去渣，分三服，一日服之。至夜利止，手足温，翌日大汗而解。继以理中汤数服而愈。

《伤寒论》原方：

炙甘草6g　干姜4.5g　生附子12g(先煎2小时)

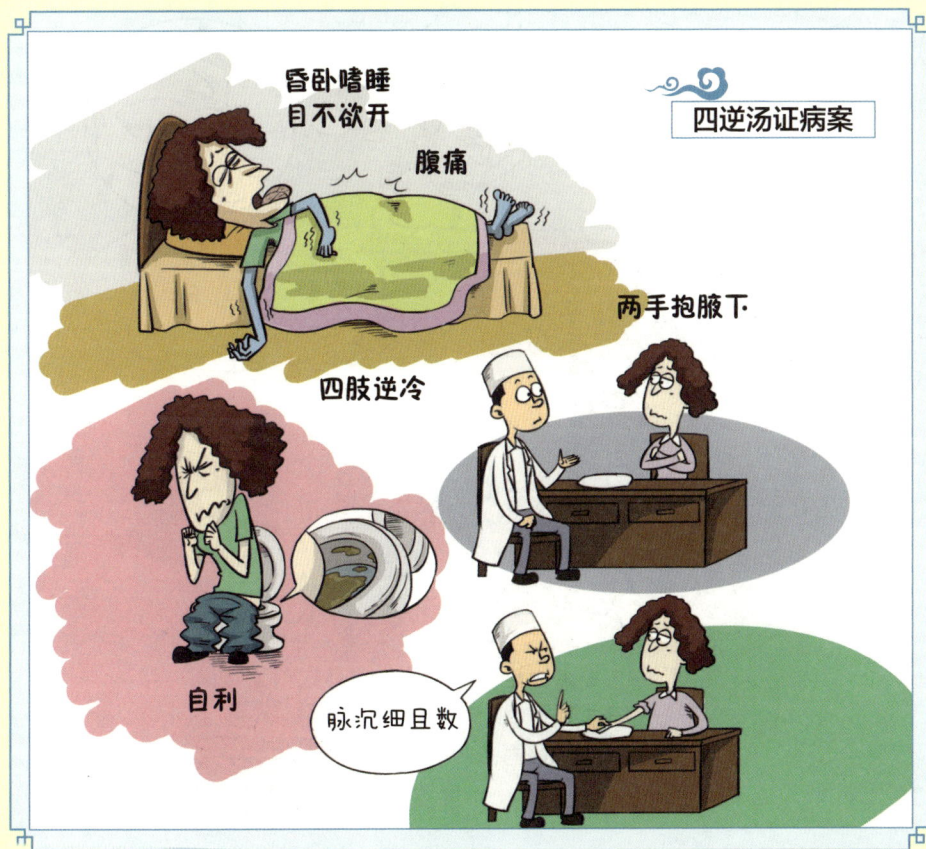

昏卧嗜睡
目不欲开

腹痛

四逆汤证病案

两手抱腋下

四肢逆冷

自利

脉沉细且数

十五、吴茱萸汤证

肖琢医案：刘某。一日至寓求诊，云患呕吐清汁，兼以头痛不能举，医者率以风寒发表药，服之益剧，已逾月矣。舌苔白而湿滑，口中和，脉之，沉，与吴茱萸汤，一剂知，二剂疾如失。

吴茱萸 6g　生姜 15g　人参 9g　大枣 6g

吴茱萸汤证病案

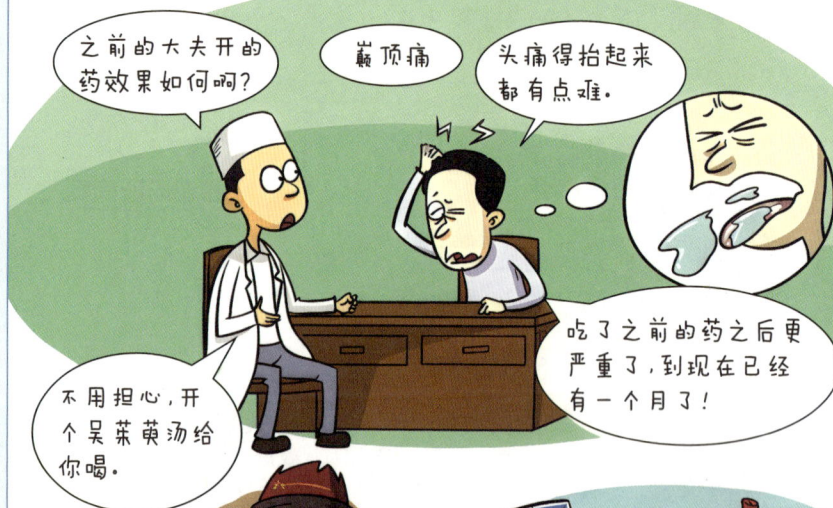

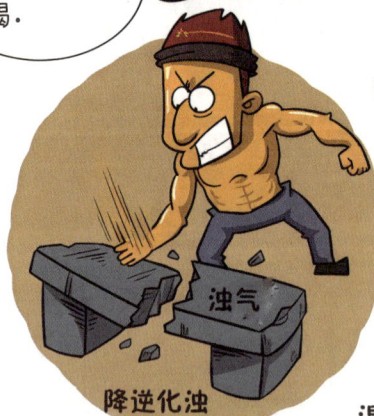

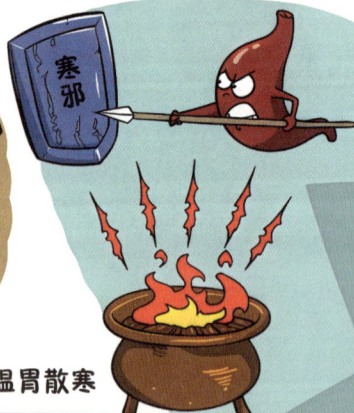

之前的大夫开的药效果如何啊？

巅顶痛

头痛得抬起来都有点难。

吃了之前的药之后更严重了，到现在已经有一个月了！

不用担心，开个吴茱萸汤给你喝。

浊气

降逆化浊

寒邪

温胃散寒

十六、乌梅丸证

许叔微医案：治一人。渴甚，饮水不能止，胸中热痛，气上冲心，八九日矣。或作中暍；或作奔豚。予诊之，曰：症似厥阴，曾吐蛔虫否？曰：昨曾吐蛔。予曰：审如是，厥阴症也。可喜者脉来沉而缓迟耳。仲景云："厥阴之为病，消渴。气上冲心，饥不欲食，食则吐蛔。"又曰："厥阴病，渴欲饮水者，少少与之愈。"今病人饮水过多，乃以茯苓桂枝白术甘草汤治之，得止后，投以乌梅丸，数日愈。

乌梅肉 15g　细辛 3g　干姜 6g　黄连 9g　当归 6g　熟附片 6g
蜀椒 6g　桂枝 6g　人参 9g　黄柏 6g

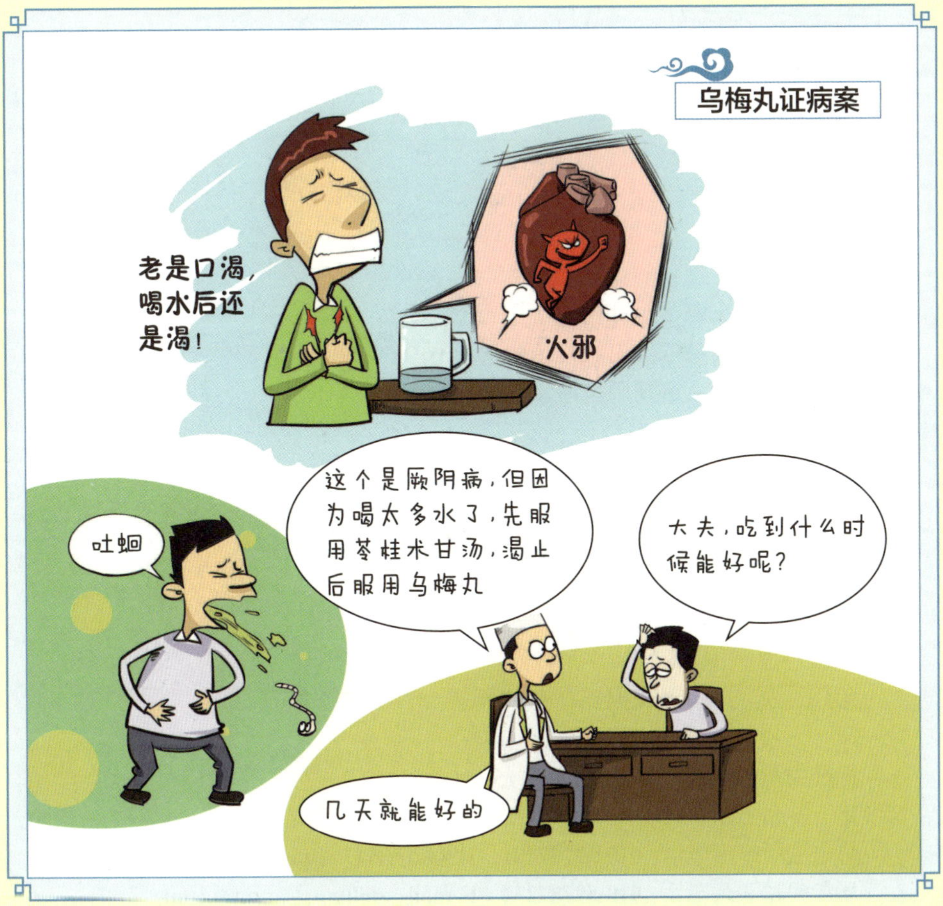

乌梅丸证病案

老是口渴，喝水后还是渴！

火邪

吐蛔

这个是厥阴病，但因为喝太多水了，先服用苓桂术甘汤，渴止后服用乌梅丸

大夫，吃到什么时候能好呢？

几天就能好的

图书在版编目（CIP）数据

图说伤寒论 / 李赛美，林勇凯主编. -- 2 版.
北京 ：人民卫生出版社，2025. 3. -- ISBN 978-7-117-37758-4

　　I . R222.28

中国国家版本馆 CIP 数据核字第 2025JX5555 号

人卫智网	www.ipmph.com	医学教育、学术、考试、健康，购书智慧智能综合服务平台
人卫官网	www.pmph.com	人卫官方资讯发布平台

图说伤寒论
Tushuo Shanghanlun
第 2 版

主　　编：李赛美　　林勇凯
出版发行：人民卫生出版社（中继线 010-59780011）
地　　址：北京市朝阳区潘家园南里 19 号
邮　　编：100021
E - mail：pmph @ pmph.com
购书热线：010-59787592　010-59787584　010-65264830
印　　刷：北京印刷集团有限责任公司
经　　销：新华书店
开　　本：710×1000　1/16　　印张：8
字　　数：131 千字
版　　次：2014 年 9 月第 1 版　2025 年 3 月第 2 版
印　　次：2025 年 5 月第 1 次印刷
标准书号：ISBN 978-7-117-37758-4
定　　价：58.00 元
打击盗版举报电话：**010-59787491**　E-mail：WQ @ pmph.com
质量问题联系电话：**010-59787234**　E-mail：zhiliang @ pmph.com
数字融合服务电话：**4001118166**　E-mail：zengzhi @ pmph.com